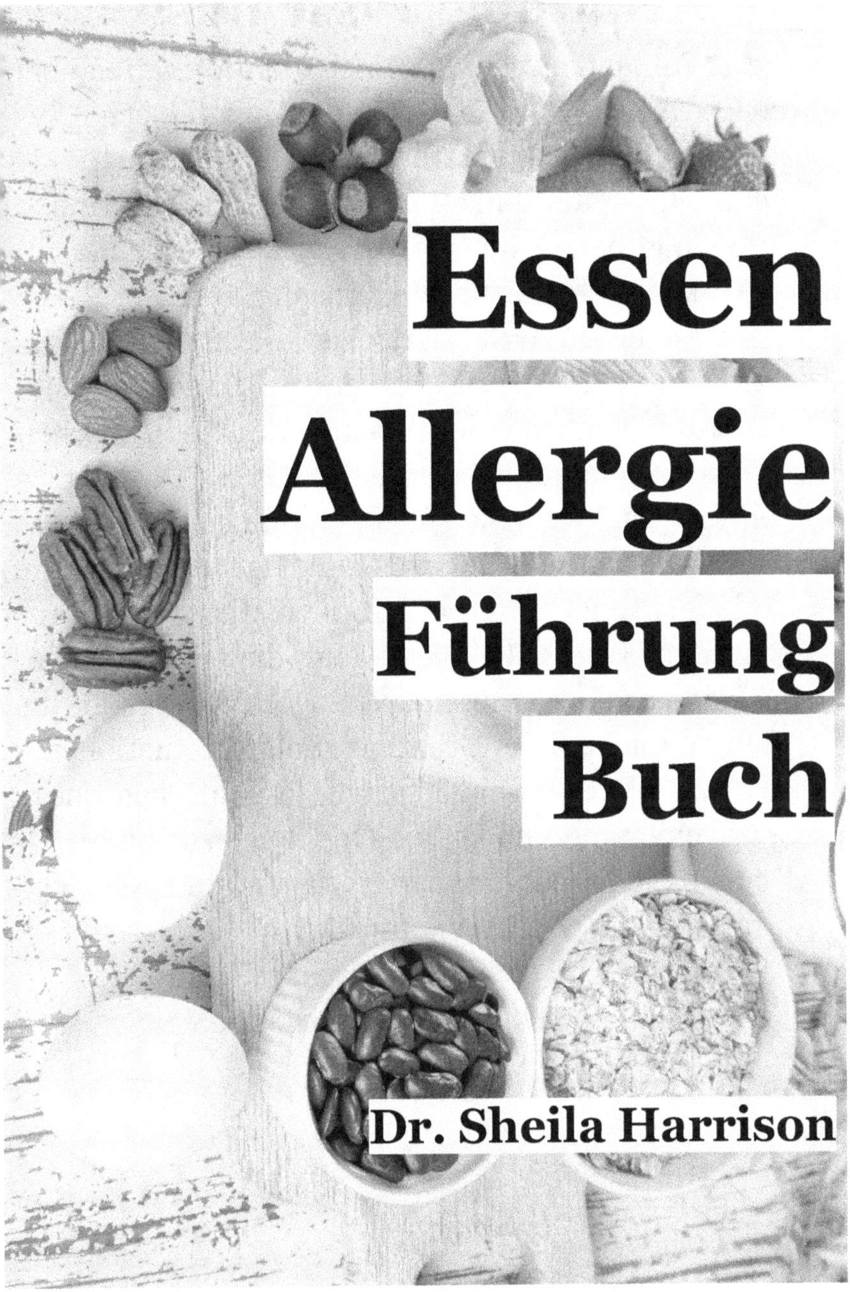

Essen Allergie Führung Buch

Dr. Sheila Harrison

Haftungsausschluss

Dieser Inhalt dient der allgemeinen Information über die Erkrankung und soll Sie in die Lage versetzen, bei Bedarf umgehend ärztliche Hilfe in Anspruch zu nehmen, um Komplikationen vorzubeugen. Es muss unbedingt betont werden, dass diese Informationen keinen Ersatz für die Konsultation eines qualifizierten Arztes darstellen. Der Bereich der medizinischen Wissenschaft entwickelt sich ständig weiter und aufgrund der Dynamik des medizinischen Wissens empfehlen wir, den Rat eines Experten einzuholen, wenn Sie auf Unstimmigkeiten stoßen oder beabsichtigen, auf der Grundlage der in diesem Inhalt enthaltenen Informationen Maßnahmen zu ergreifen. Missachten Sie niemals die professionelle medizinische Beratung und verzögern Sie niemals die Behandlung auf der Grundlage von Informationen, die Sie online, einschließlich dieses Materials, oder aus einer anderen Online-Quelle gelesen haben. Denken Sie immer daran, dass das Internet Sie nicht heilen kann. Heilung kommt vielmehr durch die Führung medizinischer Fachkräfte und die Vorsehung Gottes zustande.

Inhaltsverzeichnis

Überblick

Allergien in den Germany – Statistiken und Fakten

Die Lebenszeitprävalenz allergischer Erkrankungen bei Erwachsenen in Deutschland [Selbstberichtete ärztlich diagnostizierte allergische Erkrankungen, Studie zur Gesundheit Erwachsener in Deutschland (DEGS1, 2008–2011) des Robert Koch-Instituts] beträgt 8,6 % Asthma, 14,8 % Heuschnupfen, 3,5 % Neurodermitis, 8,1 % Kontaktdermatitis, 4,7 % Nahrungsmittelallergien und 2,8 % Insektengiftallergien. Fast 20 % der deutschen Erwachsenen sind derzeit von mindestens einer Allergie betroffen.

Bei Tests an 50 häufigen Einzelallergenen und zwei Mischungen, die entweder Inhalationsallergene oder Gräserpollenallergene enthielten, wiesen 48,6 % der Teilnehmer mindestens eine allergische Sensibilisierung auf (spezifischer IgE-Antikörpernachweis). Insgesamt waren 33,6 % der Teilnehmer gegen Inhalationsallergene, 25,5 % gegen mindestens ein Nahrungsmittelallergen und 22,6 % gegen mindestens eine Insektengiftallergie sensibilisiert.

Die Prävalenz von ärztlich diagnostizierten Heuschnupfen, Neurodermitis und

Nahrungsmittelallergien hingegen ist in den letzten 15 Jahren nahezu unverändert geblieben.

Die bundesweite Lebenszeitprävalenz allergischer Erkrankungen bei Kindern und Jugendlichen [Studie zur Gesundheit von Kindern und Jugendlichen in Deutschland des Robert Koch-Instituts] betrug für Asthma 4,7 %, für Heuschnupfen 10,7 % und für Neurodermitis 13,2 %. Insgesamt waren 40,8 % der deutschen Kinder und Jugendlichen gegen mindestens eines der gemessenen Inhalations- oder Nahrungsmittelallergene sensibilisiert, während 20,0 % gegen mindestens ein Nahrungsmittelallergen sensibilisiert waren.

Abschnitt 1
Allergien

Auf normalerweise harmlose Dinge reagiert Ihr Körper mit Allergien. Die Schwere der Allergie Symptome variiert von geringfügig bis tödlich. Zu den Behandlungen gehören Antihistaminika, abschwellende Mittel, Nasen Steroide, Asthmamedikamente und Immuntherapie.

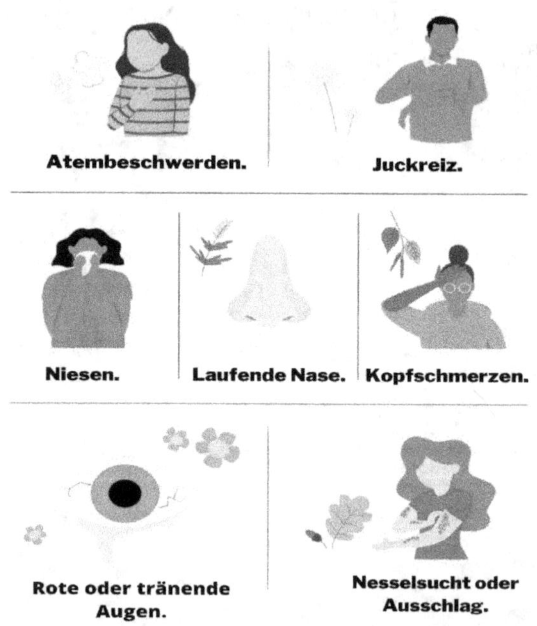

Wenn Sie bestimmten fremden Chemikalien ausgesetzt sind, lösen Allergien eine Reaktion Ihres Immunsystems aus.

Die Reaktion Ihres Körpers auf ein unbekanntes Protein ist eine Allergie. Diese Proteine, die oft als Allergene bezeichnet werden, sind normalerweise sicher. Der Abwehrmechanismus oder das Immunsystem Ihres Körpers reagiert überreagiert auf das Vorhandensein eines Proteins in Ihrem Körper, wenn Sie eine Allergie dagegen haben.

Eine allergische Reaktion

Ihr Körper reagiert auf ein Allergen mit einer allergischen Reaktion.

Wenn Sie allergisch sind, produziert Ihr Körper als Reaktion auf den ersten Kontakt mit diesem Allergen Immunglobulin E (IgE). Ihr Immunsystem produziert IgE, indem es Antikörper bildet.

IgE-haltige Antikörper heften sich an Mastzellen, auch Allergiezellen genannt, die sich in der Haut, den Atemwegen und den Atemwegen befinden. Sie haften auch an der Schleimhaut der Hohlorgane, die Ihren Mund mit Ihrem Anus verbinden (Magen-Darm- oder Magen-Darm-Trakt).

In der Mastzelle, auch Energiezelle genannt, werden die Allergene von Antikörpern aufgenommen, die sich dann mit einem bestimmten Rezeptor verbinden, um sie aus Ihrem Körper zu entfernen. Dadurch wird von der Energiezelle Histamin ausgeschüttet. Ihre allergischen Symptome werden durch Histamin hervorgerufen.

Ursachen von Allergien

Die Reaktion Ihres Immunsystems auf ein fremdes Material oder Protein löst die Entwicklung von Allergien aus.

Prävalenz von Allergien

Allergien sind ziemlich häufig. In Deutschland sind jährlich etwa 20 % der Menschen von allergischen Reaktionen betroffen. Sie sind die vierthäufigste Ursache chronischer Erkrankungen in Deutschland.

Kandidaten für Allergie

Allergien können jeden treffen. Es ist wahrscheinlicher, dass Sie Allergien haben oder entwickeln, wenn Ihre leiblichen Eltern Allergien haben.

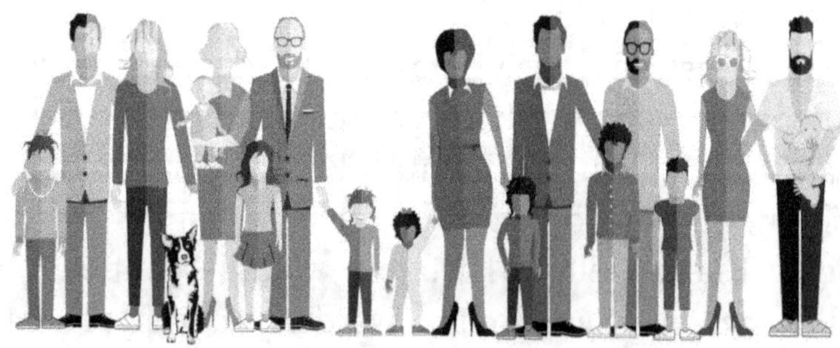

Häufige Allergietypen, Symptome und Ursachen

Zu den häufigsten Allergien gehören:

☑ Einige Lebensmittel

Wenn Ihr Körper auf ein bestimmtes Nahrungsmittel reagiert, schüttet er einen spezifischen Antikörper aus, der Nahrungsmittelallergien auslöst. Innerhalb von Minuten nach dem Verzehr der Mahlzeit kommt es zu einer allergischen Reaktion mit möglicherweise schwerwiegenden Symptomen. Mögliche Symptome sind:

- Sie verspüren ausgedehnten Pruritus oder Juckreiz am ganzen Körper.
- Unter lokalisierten Pruritus versteht man den Juckreiz in nur einer bestimmten Körperregion.
- Übelkeit und Erbrechen.
- Nesselsucht.
- Schwellung im Bereich um Ihren Mund, einschließlich Zunge, Hals oder Gesicht.

Anaphylaxie ist ein weiteres Symptom, das bei einer IgE-vermittelten Nahrungsmittelallergie auftreten kann. Jedes der oben genannten Symptome oder eine Kombination daraus kann die Ursache sein. Nach dem Verzehr eines Lebensmittels, gegen das Sie allergisch sind, geschieht dies normalerweise innerhalb von 30 Minuten.

Die häufigsten Nahrungsmittelallergien bei Erwachsenen sind:

➤ Milch.

➤ Eier.

➤ Weizen.

➤ Soja

➤ Erdnüsse.

➤ Nüsse.

➤ Schaltier.

➤ Fisch

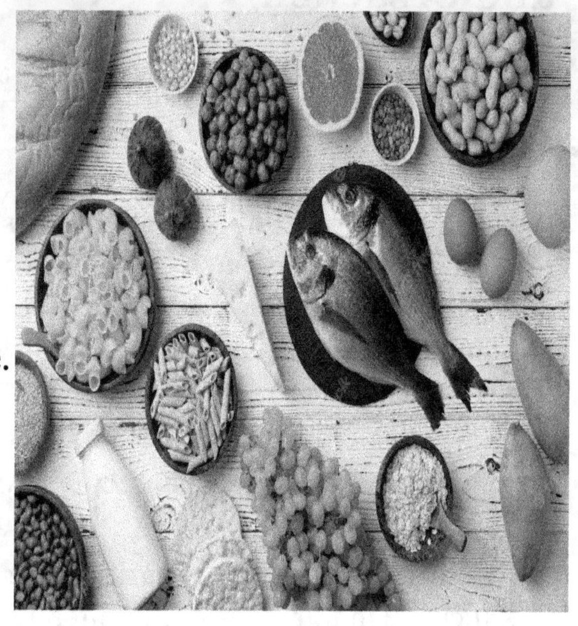

Die häufigsten Nahrungsmittelallergien bei Kindern sind:

➤ Milch.

➤ Eier.

➤ Weizen.

➤ Soja.

➤ Erdnüsse

➤ Nüsse.

☑ Inhalationsmittel

Allergien, die durch eingeatmete Chemikalien verursacht werden, werden als Inhalationsallergien bezeichnet.

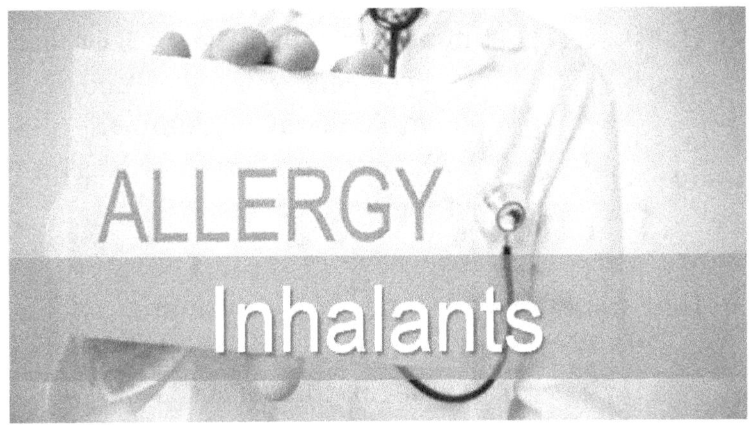

Dazu gehören sowohl saisonale Allergene als auch ganzjährige Allergene, die Sie das ganze Jahr über betreffen können.

Zu den Symptomen einer Inhalationsallergie gehören:

> Laufende Nase.

> Verstopfte Nase.

> Juckende Nase.

> Niesen.

> Augen, die jucken.

> Tränende Augen.

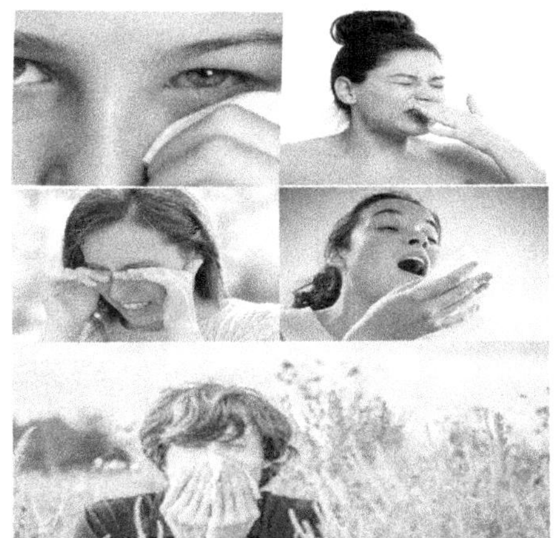

Inhalationsallergien können bei Personen mit Asthma pfeifende Atemgeräusche und Atemnot auslösen oder verschlimmern.

Zu den mehrjährigen Allergenen zählen:

➤ Haustiere: Bestimmte Proteine, die in Tierhaaren, 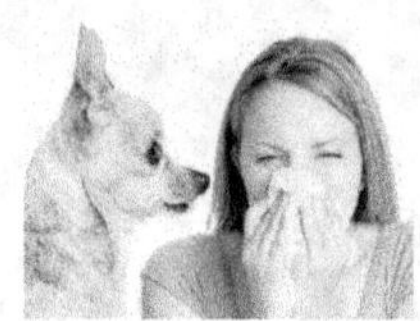 Speichel, Urin und Fell vorkommen, können beim Menschen allergische Reaktionen hervorrufen.

➤ Hausstaubmilben: Spinnen Verwandte mit acht Beinen, Hausstaubmilben sind 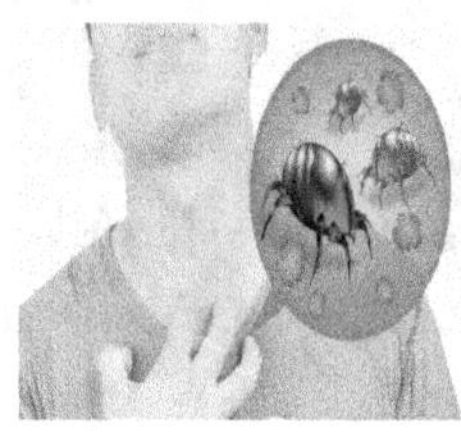 klein. Ihre Größe ist zu klein, als dass Ihre Augen sie sehen können. Sie kommen in den Fasern von Kissen, Matratzen, Teppichen und Polstern sowie im Staub vor.

➤ Kakerlaken: 1,5 bis 2 Zoll lang, Kakerlaken sind rotbraune Insekten. Ihr 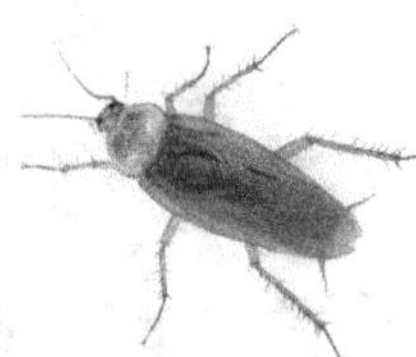 Speichel, ihre Eier, tote Körperteile und Exkremente enthalten alle Proteine, die bei Menschen allergische Reaktionen auslösen können.

➤ Schimmel: Ein Schimmel ist eine kleine Pilzart. Ihre Sporen sind in der Luft und ähneln 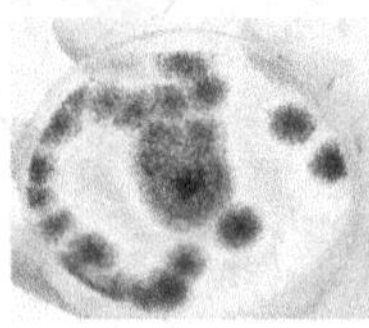 Pollen. Aspergillus, Cladosporium und Alternaria sind häufige Schimmel Allergien.

Pollen ist eine Art saisonaler Allergie. Pollen sind dünne, staubartige Partikel, die in der Luft schweben oder als winzige Gras-, Baum- oder Unkraut Körner auf Oberflächen erscheinen. Pollen von Unkräutern erscheinen normalerweise im Herbst, Pollen von Bäumen erscheinen jedoch normalerweise im Frühjahr.

☑ Medikamente

Nach der Einnahme einiger Medikamente können Allergien auftreten. Die Medikamente können verschreibungspflichtig, rezeptfrei (OTC) oder pflanzlich sein.

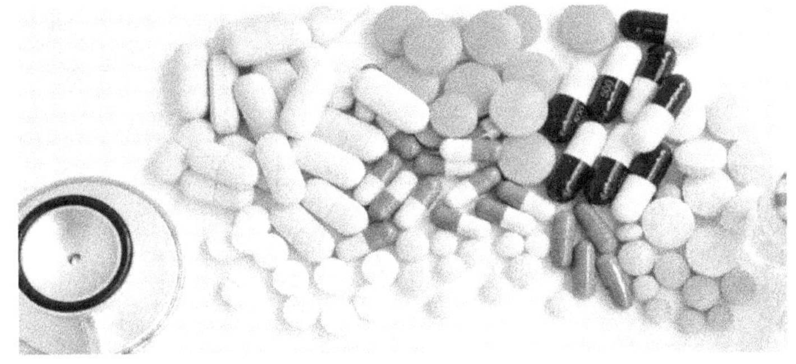

Zu den Medikamenten, die häufig Allergien auslösen, gehören:

➢ Antibiotika.

➢ Nichtsteroidale entzündungshemmende Medikamente (NSAIDs).

➢ Insulin.

➢ Chemotherapeutika.

Zu den Symptomen gehören:

> Ausschlag.

> Nesselsucht.

> Juckreiz.

> Kürze
des Atems.

> Schwellung.

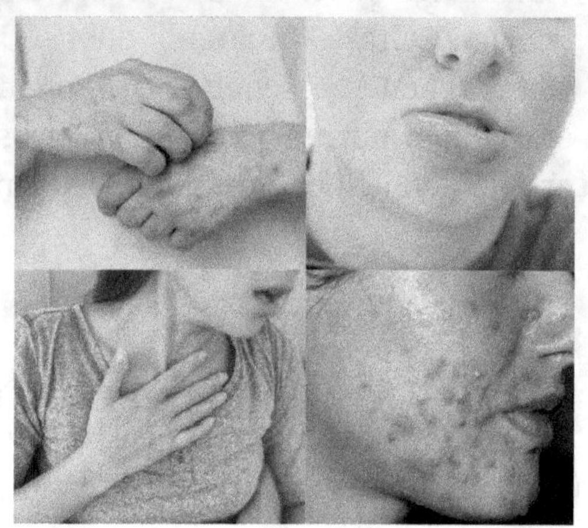

☑ **Latex**

Allergien gegen Naturkautschuklatex entstehen durch wiederholten Kontakt.

Zu den typischen Produkten aus Naturkautschuklatex gehören:

> Gummihandschuhe.

> Luftballons.

> Kondome.

> Bandagen.

> Gummibälle.

Hautreizungen, oft als Kontaktdermatitis bekannt, sind die häufigste Reaktion auf Latex. Es erscheint als Ausschlag auf der Haut dort, wo das Latex damit in

Kontakt gekommen ist. Es kann Minuten nach dem Kontakt mit Latex auftreten.

Weitere Symptome können sein:

> Nesselsucht.

> Laufende Nase.

> Juckende Nase.

> Schwierigkeiten beim Atmen.

☑ Gifte/stechende Insekten

Gift ist ein Gift, das stechende Insekten injizieren können. Eine allergische Reaktion kann auf das Gift eines Insektens zurückzuführen sein.

Die häufigsten stechenden Insekten, die allergische Reaktionen hervorrufen, sind folgende:

> Bienen.

> Feuerameisen.

> Hornissen.

> Wespen.

> Gelbe Jacken.

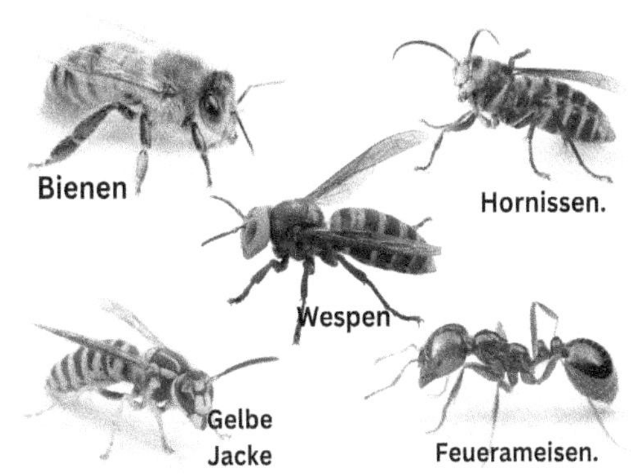

Anaphylaxie steht im Einklang mit Gift Symptomen. Sie könnten bestehen aus:

> Atembeschwerden.

- ➤ Nesselsucht.
- ➤ Schwellung im Mund, Rachen oder Gesicht.
- ➤ Nach Luft schnappen.
- ➤ Schluckbeschwerden.
- ➤ Schneller Herzschlag.
- ➤ Benommenheit.
- ➤ Eine Senkung des Blutdrucks.

Kann Fieber eine Folge von Allergien sein?

Nein, Allergien können kein Fieber verursachen.

Kann man Allergien verbreiten?

Allergien sind nicht übertragbar. Ihre Allergien können nicht auf eine andere Person übertragen werden.

Nun, meine Damen und Herren, denn „Nahrungsmittelallergien" ist das einzige Thema, das in dieser Studie von Interesse ist. Sie schnallen Sie sich an, wenn wir uns eingehend mit dem Thema befassen.

Sektion 2
Essen Allergien(Betreff)

Wenn Ihr Körper auf die Proteine in bestimmten Nahrungsmitteln überreagiert oder wenn er auf bestimmte Nahrungsmittel immunologisch reagiert, kommt es zu Nahrungsmittelallergien. Als Allergie bezeichnet man diese überschießende Reaktion. Zu den häufig auftretenden Nahrungsmittelallergien zählen solche gegen Milch, Eier, Erdnüsse, Schalentiere, Fisch, Soja, Nüsse und Weizen. Der beste Weg, die Allergie zu behandeln, ist die Vermeidung von Nahrungsmitteln, die die Allergie auslösen. Besuchen Sie die Notaufnahme oder wählen Sie 911, wenn Sie schwere Anzeichen einer allergischen Reaktion bemerken, wie z. B. eine Schwellung im Hals.

Arten von Nahrungsmittelallergien

Jede Art von Nahrungsmittel kann bei Ihnen eine Allergie auslösen.

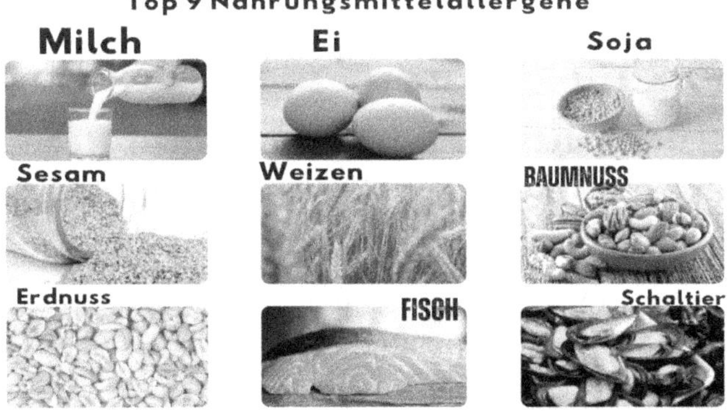

Ungefähr 90 % aller Lebensmittelallergien werden durch neun verschiedene Lebensmittelgruppen verursacht, die wir im Detail besprechen und klar darlegen, wie man sich am besten von ihnen fernhält. Diese Lebensmittel sind:

- ☑ Milch.
- ☑ Eier.
- ☑ Soja.
- ☑ Sesam.
- ☐ Weizen
- ☑ Erdnuss.
- ☑ Baumnuss.
- ☑ Fisch.
- ☑ Schaltier

Wie häufig sind Allergien gegen bestimmte Lebensmittel?

Über 25 Millionen Deutsche sind von Nahrungsmittelallergien betroffen. Erwachsene, die gegen Nahrungsmittel allergisch sind, haben davon 4 %. Bis zu 6 % der Kinder leiden an einer Nahrungsmittelallergie.

Wie interagieren mein Körper und meine Nahrungsmittelallergien?

Gefährliche Bakterien und Viren werden von Ihrem Immunsystem erkannt und beseitigt. Bei einer Nahrungsmittelallergie wird ein Nahrungsprotein vom Immunsystem fälschlicherweise als gefährlich interpretiert. Der Kontakt mit diesem Protein löst eine allergische Reaktion aus.

Sind Nahrungsmittelunverträglichkeiten und Allergien dasselbe?

Nahrungsmittelunverträglichkeiten und Allergien sind zwei verschiedene Dinge. Ihr Immunsystem reagiert auf Allergene. Eine Allergie kann tödlich sein.

Ihr Verdauungssystem reagiert auf Nahrungsmittelunverträglichkeiten. Wenn Sie an einer Lebensmittelunverträglichkeit leiden, können Sie möglicherweise kleinere Mengen davon verzehren, ohne dass Symptome auftreten. Obwohl sie unangenehm sein können, sind Unverträglichkeiten in der Regel nicht schädlich.

Symptome und Ursachen

Ursachen von Nahrungsmittelallergien

Typischerweise treten Nahrungsmittelallergien familiär gehäuft auf. Sie sind möglicherweise anfälliger für eine Nahrungsmittelallergie, wenn Sie auch an anderen allergischen Erkrankungen wie Heuschnupfen oder Ekzemen leiden. Darüber hinaus sind Asthmatiker anfälliger für Nahrungsmittelallergien.

Symptome einer Nahrungsmittelallergie

Nahrungsmittelallergien treten typischerweise zwei Stunden nach einer Mahlzeit auf. Allergien gegen einige Lebensmittel können leichte bis schwere Symptome hervorrufen. Wenn Sie eine allergische Reaktion haben, können Sie sich wie folgt fühlen:

- Hautausschlag oder Nesselsucht.
- Schwellung der Augenlider oder Lippen.
- Schwellung der Zunge, Jucken im Mund und Rachen.
- Schluckbeschwerden und eine raue Stimme.
- Atemnot, Keuchen oder Husten.
- Erbrechen, Durchfall und Bauchschmerzen.
- Bewusstlosigkeit oder Schwindelgefühl.

Verursachen Nahrungsmittelallergien potenziell tödliche Symptome?

Anaphylaxie ist die schwerste allergische Reaktion auf eine Mahlzeit. Eine allergische Reaktion, die schnell fortschreitet und Ihren Körper in einen Schockzustand versetzt, wird Anaphylaxie genannt. Das Atmen kann schwierig oder unmöglich werden. Ohne medizinische Intervention kann eine Anaphylaxie tödlich sein.

Diagnose und Tests

Diagnose für Nahrungsmittelallergien

Wenn Sie einen Auslöser essen, führen Nahrungsmittelallergien jedes Mal zu vergleichbaren Symptomen. Ein Arzt könnte sich bei Ihnen erkundigen, um Folgendes zu diagnostizieren:

➤ Wie lange dauert es, bis bei Ihnen Symptome auftreten?

➤ Was Sie gegessen haben und wie viel von einem bestimmten Trigger-Lebensmittel.

➤ Welche Symptome Sie haben und wie lange sie anhalten.

Diagnose von Nahrungsmittelallergien durch Tests

Ärzte für Allergie/Immunologie können einen Hauttest durchführen, um den Verdacht auf eine Nahrungsmittelallergie zu bestätigen.

Wenn Ihr Arzt einen Hauttest durchgeführt:

➤ Tragen Sie eine kleine Menge verschiedener Allergene (Allergie auslösende Stoffe) auf Ihren Rücken oder Ihre Arme auf.

➤ Erzeugt winzige Kratzer oder Stiche in den Allergenen.

➤ Nachdem die Tests 15 Minuten lang durchgeführt
wurden, messen Sie Ihre Reaktion auf die
Allergene.

Eine Allergie wird durch rote und juckende
Hautpartien angezeigt. Um herauszufinden, gegen was
Sie allergisch sind, verwendet Ihr Arzt diese
Informationen.

RAST steht für Radioallergosorbent-Bluttest und wird
möglicherweise auch von Ihrem Arzt verwendet.

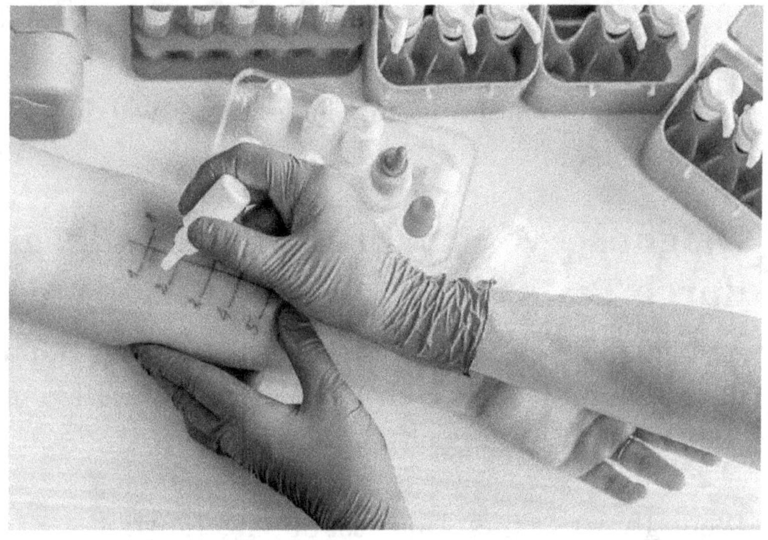

Ein allergenspezifischer Antikörper-Test (RAST) misst
die Menge an allergenspezifischen Antikörpern in
Ihrem Blut. Einige Antikörper können bei Vorliegen
einer Allergie erhöht sein.

Management und Behandlung

Behandlungsmöglichkeiten bei Nahrungsmittelallergien

Wenn Sie wissen, auf welche Lebensmittel Sie allergisch reagieren, ist es die beste Vorgehensweise, für den Fall einer versehentlichen Einnahme und Reaktion Notfallmedikamente wie Adrenalin-Autoinjektoren zur Hand zu haben.

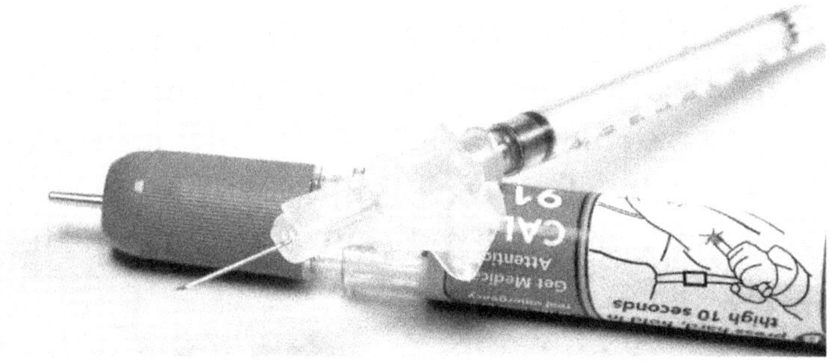

Nach der Verwendung eines Adrenalin-Autoinjektors ist es wichtig, sofort einen Notarzt aufzusuchen. Es wird außerdem empfohlen, dass Sie einen medizinischen Warnhinweis tragen, aus dem Ihre Ernährung Unverträglichkeit deutlich hervorgeht.

Ihr Arzt kann Ihnen Medikamente verschreiben, die die Symptome Ihrer allergischen Reaktion lindern. Diese Medikamente bestehen aus:

- **Adrenalin** (wie Epi Pen® or Auvi-Q), ein lebensrettendes Notfallmedikament, das anaphylaktische Symptome sofort umkehrt.

- **Antihistaminika, Medikamente, Stauungen** oder Reizungen lindern.
- **Kortikosteroide, um Schwellungen** zu reduzieren, wenn Sie eine schwere allergische Reaktion haben.

Vermeidung von Auslösern einer Nahrungsmittelallergie

Sie müssen die Zutaten Etiketten auf Lebensmitteln genau lesen, um den Verzehr der Dinge zu vermeiden, gegen die Sie allergisch sind. Alle acht häufigsten Lebensmittelallergien müssen von Lebensmittelherstellern auf den Produktetiketten angegeben werden.

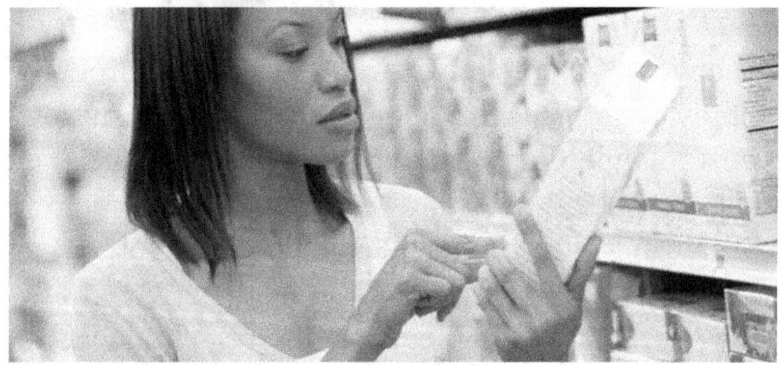

Einige Etiketten enthalten Warnhinweise wie „Hergestellt auf gemeinsam genutzten Geräten" oder „Kann enthalten". Sprechen Sie mit Ihrem Arzt, wenn Sie Fragen dazu haben, welche Lebensmittel Sie essen sollten und welche nicht.

Prävention von Nahrungsmittelallergien

Prävention von Nahrungsmittelallergien

Es gibt keine bekannte Möglichkeit, Nahrungsmittelallergien bei Erwachsenen vorzubeugen. Bei Babys kann das Stillen in den ersten sechs Lebensmonaten einer Milchallergie vorbeugen.

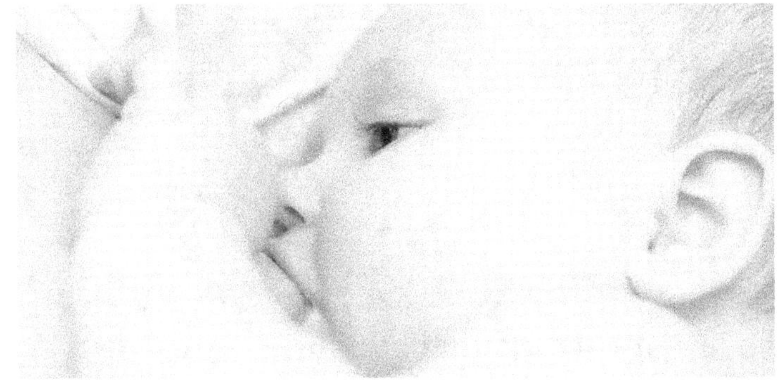

Auch die frühzeitige Aufnahme stark allergener Lebensmittel wie Erdnussprotein und Eier in die Ernährung kann eine vorbeugende Wirkung haben. Bitte besprechen Sie dies mit Ihrem Arzt.

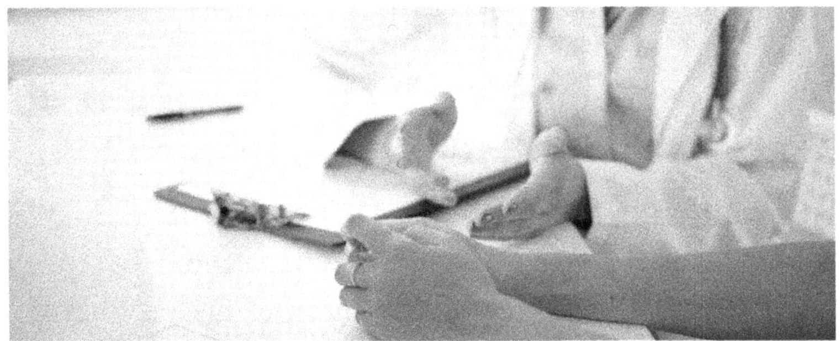

Vorhersage

Wie geht es Menschen mit Nahrungsmittelallergien in Zukunft?

Eine Nahrungsmittelallergie muss Ihre Gesundheit nicht beeinträchtigen. Wenn Sie an einer Nahrungsmittelallergie leiden, müssen Sie unbedingt Nahrungsmittel und Chemikalien meiden, die allergische Reaktionen auslösen.

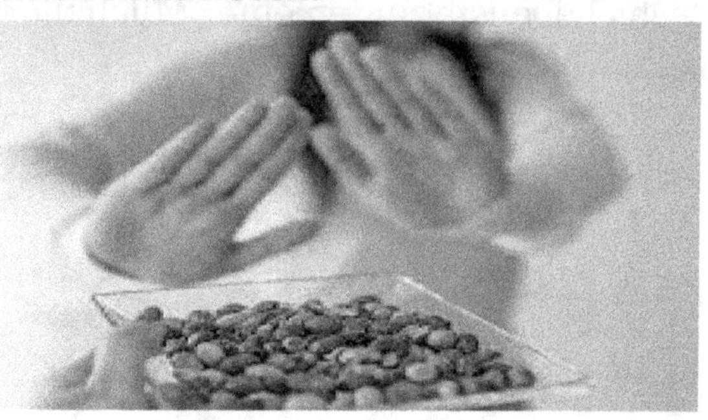

Um eventuelle Nährstoffverluste durch den Verzicht auf die auslösenden Lebensmittel auszugleichen, müssen Sie möglicherweise auch ein Nahrungsergänzungsmittel einnehmen. Bevor Sie mit einer neuen Diät beginnen, konsultieren Sie einen Ernährungsberater oder Ihren Arzt.

Wann sollten Sie Ihren Arzt wegen einer Nahrungsmittelallergie aufsuchen?

Konsultieren Sie für eine Diagnose und Behandlung einen Arzt, wenn der Verzehr eines bestimmten Lebensmittels unangenehme Symptome hervorruft.

Wann sollte ich in die Notaufnahme gehen?

Ohne medizinische Intervention können allergische Reaktionen tödlich sein. Rufen Sie 911 an oder besuchen Sie die Notaufnahme, wenn Sie auf Folgendes gestoßen:

> ➤ Atembeschwerden.
> ➤ Einengung der Brust.
> ➤ Nesselsucht bedeckt Ihren ganzen Körper.
> ➤ Lippen, Hände oder Füße kribbeln.
> ➤ Schwellung des Rachens, die die Atmung einschränkt.

Wenn Ihr Körper unbeabsichtigt immunologisch auf bestimmte Lebensmittel reagiert, kann dies zu Nahrungsmittelallergien führen. Eine allergische Reaktion, auch immunologische Reaktion genannt, kann zu einer Reihe von Symptomen wie Atembeschwerden, Schwellungen oder Nesselsucht führen. Anaphylaxie ist eine potenziell tödliche Reaktion, die unter extremen Umständen auftreten kann. Der beste Ansatz zur Behandlung Ihrer Allergie besteht darin, sich von den bestimmten Lebensmitteln fernzuhalten, die Sie als Allergene identifiziert haben. Apotheker können Medikamente zur Behandlung von Allergien und zur Umkehrung der Symptome einer Anaphylaxie empfehlen.

Sektion 3

Die 9 häufigsten Arten von Nahrungsmittelallergien.

Allergien können durch viele Lebensmittel verursacht werden, wobei einige häufiger auftreten als andere. Die Proteine (Allergene) in neun verschiedenen Lebensmitteln – Milch, Soja, Eier, Weizen, Erdnüsse, Nüsse, Fisch, Schalentiere und Sesam – werden mit etwa 90 % aller schweren Nahrungsmittelallergien in Verbindung gebracht.

Da diese Lebensmittel häufig Bestandteil anderer Lebensmittel sind, ist es erforderlich, sie zu meiden, indem man die Etiketten genau durchliest und zusätzliche Vorsichtsmaßnahmen trifft. Dennoch kann es gelegentlich zu unbeabsichtigten Expositionen kommen.

Alles, was Sie über die häufigsten Nahrungsmittelallergien wissen müssen, finden Sie in dieser Studie. Es enthält auch eine Liste spezifischer Artikel und Lebensmittel, von denen Sie fernbleiben sollten, wenn Sie unter diesen Empfindlichkeiten leiden.

Milchallergie

Bei Neugeborenen und Kleinkindern sind Allergien gegen Kuhmilch die häufigsten Nahrungsmittelallergien. Milchallergien gehören zu den häufigsten Nahrungsmittelallergien bei Erwachsenen, auch wenn die meisten Kinder irgendwann aus ihnen herauswachsen. Erstens

Ein kleiner Prozentsatz der Kleinkinder unter drei Jahren leidet an einer Milchallergie (rund 2,5 Prozent).

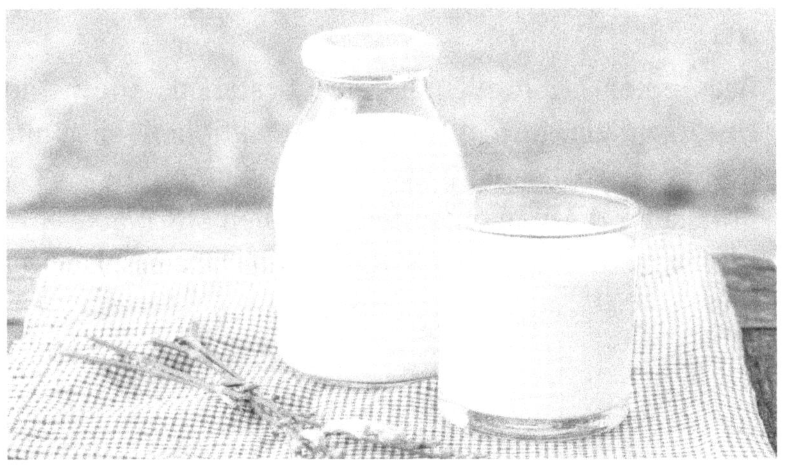

Gebackene Kuhmilch wird von etwa 70 % der Kinder, die gegen Kuhmilch allergisch sind, vertragen.2 Im Allgemeinen handelt es sich bei gebackener Milch nur um Milch, die bei hoher Temperatur geröstet wurde, wodurch die Proteine zerstört werden, die Allergien gegen Kuhmilch auslösen. Es ist möglich, dass kleine Kinder, die gebackene Milch verzehren können, ohne eine allergische Reaktion zu bekommen, aber allergisch auf frische Milch reagieren, ihre Milchallergie schneller überwinden als Kinder, die eine allergische Reaktion auf gebackene Milch verspüren.3

Wenn eine Person mit einer Milchallergie mit Milch in Kontakt kommt, heften sich bestimmte von ihrem Immunsystem produzierte IgE-Antikörper an Proteine in der Milch. Dadurch wird das Immunsystem der Person geschwächt, was zu einer Reihe von leichten bis schweren Reaktion Symptomen führt.

Neutralisierende allergische Reaktion auf Milch

Bei einer Kuhmilchallergie bestehen individuelle Unterschiede und allergische Reaktionen sind nicht immer vorhersehbar. Die Symptome einer Milchallergie können unterschiedlich stark ausgeprägt sein, von geringfügigen Symptomen wie Nesselsucht bis hin zu ernsteren Symptomen wie Anaphylaxie.

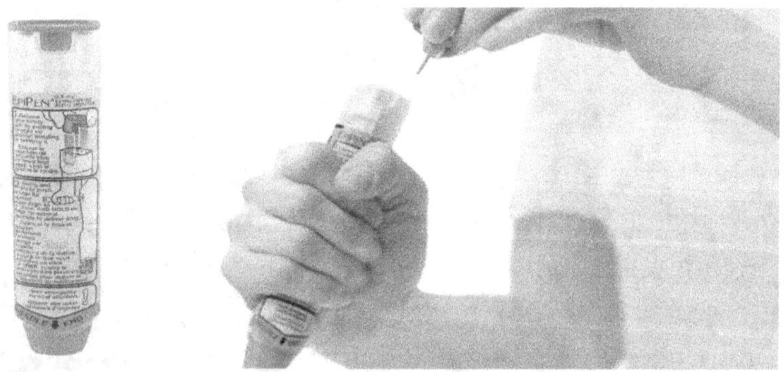

Wenn Sie an einer Milchallergie leiden, haben Sie immer ein Adrenalin-Injektionsset bei sich. Die primäre Therapie der Anaphylaxie ist Adrenalin.

Verzichten Sie auf den Verzehr von Lebensmitteln, die Milch enthalten können (unten sind einige davon)

Um eine Reaktion zu vermeiden, ist es wichtig, sich von Kuhmilch und Nahrungsmitteln, die Kuhmilch enthalten, fernzuhalten. Bevor Sie etwas verzehren, das Sie nicht selbst gekocht haben, prüfen Sie immer die Lebensmitteletiketten und erkundigen Sie sich nach den Zutaten.

Wenn Sie an einer Kuhmilchallergie leiden, kann Ihr Arzt Ihnen raten, auch auf die Milch anderer Haustiere zu verzichten. Beispielsweise ist das Protein in Ziegenmilch dem in Kuhmilch sehr ähnlich und kann bei Milch Allergikern zu Reaktionen führen.

Laut Bundesgesetz müssen verpackte Lebensmittel, die in den Vereinigten Staaten verkauft werden, alle acht Hauptallergene in klarer englischer Sprache angeben, entweder in der Zutatenliste oder in einer separaten „Enthält"-Angabe auf der Verpackung. Dazu gehört auch Milch. Dadurch lässt sich leicht feststellen, ob ein Lebensmittel Milch enthält.

Im Allgemeinen sind die Inhaltsstoffe auf der Verpackung in der Reihenfolge angegeben, in der sie am häufigsten im Produkt vorkommen. Stellen Sie sicher, dass Milch oder ein Produkt, das Milch enthält, als dritte Zutat oder später in der Liste aufgeführt ist, wenn Sie Bio Milch meiden. Wenn Sie Zweifel haben, bleiben Sie fern.

Vermeiden Sie alles, was Milch oder eine der folgenden
Zutaten enthält:

Käse	Buttermilch	Kasein
Caseinhydrolysat	Kaseinate (in allen Formen)	Sauermilch Feststoffe
Hüttenkäse	Creme	Die Quarkmasse
Vanillesoße	Ghee	Halb und halb
Tagatos	Joghurt	Lactoferrin
Lactoglobulin	Laktose	Lactulose
Simplesse®	Pudding	Recaldent®
Labkasein	Milchproteinhydrolysat	Molkenproteinhydrolysat
Milchsäure-Starterkultur	Molkenproteinhydrolysat	Molke (in allen Formen)
Sauerrahm, saure Sahne Feststoffe	Lactalbumin, Lactalbumin Phosphate	Butter, Butterfett, Butteröl, Buttersäure, Buttersäure(e)
Viele Restaurants geben Butter auf gegrillte Steaks, um ihnen zusätzlichen Geschmack zu verleihen. Nachdem die Butter geschmolzen ist,	Milch (in allen Formen, einschließlich Kondensmilch, Derivat Milch, Trockenmilch, eingedampfte Milch, Ziegenmilch und Milch von anderen	Einige Medikamente (z. B. Flohsamen, Advair Festplatten, Flovent Festplatten, einige Probiotika) enthalten Milcheiweiß.

| sieht man sie nicht mehr. | Tieren, fettarme Milch, Malzmilch, fettarme Milch, fettarme Milch, Pulver, Eiweiß, Magermilch, Feststoffe, Vollmilch) | |

Andere mögliche Lichtquellen:

Margarine	Schokolade	Nisin
	Nougat	Sherbert
Künstlicher Buttergeschmack	Backwaren und Desserts	Karamellbonbons
Thunfisch, da einige Marken Kasein enthalten	Milchsäure-Starterkultur und andere Bakterienkulturen	Snacks (z. B. Chips, Cracker, Brezeln)
Milchsäure-Starterkultur und andere Bakterienkulturen	Frühstücksspeisen (z. B. Müsli, Pfannkuchen, Waffeln)	Nicht Milchprodukte, da viele Kasein enthalten
Grundnahrungsmittel für die Speisekammer (z. B. Brot, Nudeln, Tortillas) Schalentiere werden manchmal in Milch getaucht, um den Fischgeruch zu	Mittags Fleisch, Hot Dogs und Würstchen, die das Milchprotein Kasein als Bindemittel verwenden können. Außerdem werden Aufschnittmaschi	Einige Spezialgetränke (z. B. Smoothies, Latte), die mit Milchersatz Stoffen (d. h. Milchprodukten auf Soja-, Nuss- oder Reisbasis) hergestellt

reduzieren. Stellen Sie beim Kauf von Schalentieren Fragen.	nen für Feinkost oft sowohl für Fleisch- als auch für Käseprodukte verwendet, was zu Kreuz Kontakten führt.	werden, werden auf Geräten hergestellt, die auch mit Milch verwendet werden.

Notiz: Während Milchprotein an unerwarteten Stellen auftauchen kann, sind in diesen Lebensmitteln und Waren nicht immer Allergene vorhanden. Noch einmal: Wenn Sie jemals Unklarheiten über die Inhaltsstoffe eines Artikels haben, lesen Sie die Lebensmitteletiketten und stellen Sie Fragen.

Wird die Milchallergie meines Kindes jemals verschwinden?

Bis zu 75 % der Kinder überwinden schließlich ihre Milchallergie.5 Bei Kindern mit erhöhten Blutspiegeln von Kuhmilchantikörpern ist die Wahrscheinlichkeit höher, dass sie weiterhin an der Allergie leiden.

Ihr Allergologe kann anhand von Bluttests zur Bestimmung dieser Antikörper beurteilen, ob ein Kind mit einer Milchallergie wahrscheinlich aus dieser herauswächst.

Im Laufe der Zeit kann der Verzehr von gebackener Kuhmilch dazu beitragen, die Toleranz zu fördern oder die Allergie abzuklingen. Bevor Sie zu Hause eine Herausforderung mit gebackener Milch durchführen, besprechen Sie unbedingt die formalen Herausforderungen mit Ihrem Arzt.

Eierallergie

Allergien gegen Hühnereier gehören zu den häufigsten Erkrankungen bei Säuglingen und im frühen Kindesalter, bei älteren Kindern und Erwachsenen sind sie jedoch seltener.

Laut Experten leiden bis zu 2 % der Kinder an einer Eierallergie.

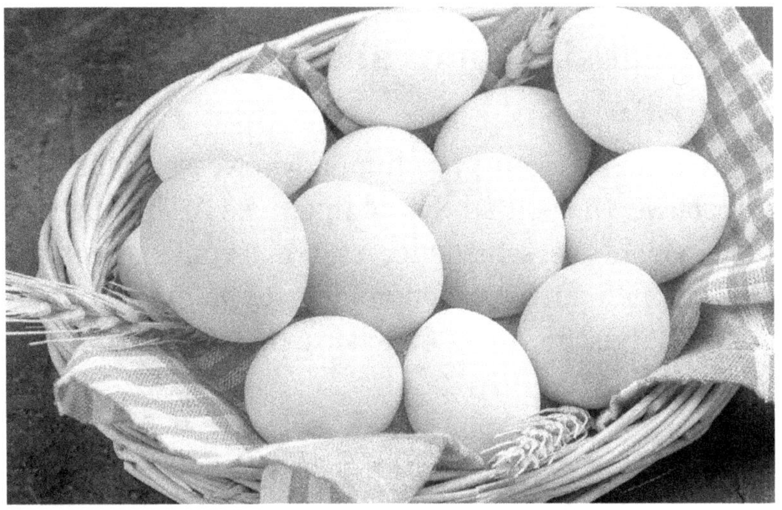

Die meisten Kinder überwinden schließlich ihre Tierallergie (71 % im Alter von 6 Jahren), während manche Menschen für den Rest ihres Lebens an Allergien leiden.

Proteine binden an bestimmte IgE-Antikörper, die vom Immunsystem einer Person mit einer Tierallergie produziert werden. Dadurch wird das Immunsystem der Person geschwächt, was zu einer Reihe von leichten bis schweren Reaktion Symptomen führt.

Ein gebackenes Ei wird von etwa 70 % der Kinder mit einer Allergie vertragen.2 Das Protein, das Ei Allergien verursacht, wird durch Erhitzen zerstört. Im Laufe der Zeit kann sich eine Toleranz gegenüber einer Ei Allergie entwickeln oder diese verschwindet durch den sicheren und regelmäßigen Verzehr von gebackenen Eiprodukten.3 Konsultieren Sie Ihren Allergologen, bevor Sie Backwaren aus Eiern zu Hause ausprobieren.

Neutralisierende allergische Reaktion auf Ei

Von geringfügigen Symptomen wie Nesselsucht bis hin zu schwerwiegenden Symptomen wie Anaphylaxie gibt es viele verschiedene Arten von allergischen Reaktionen auf Eier. Schon kleinste Mengen Ei können eine allergische Reaktion auslösen, die unvorhersehbar sein kann.

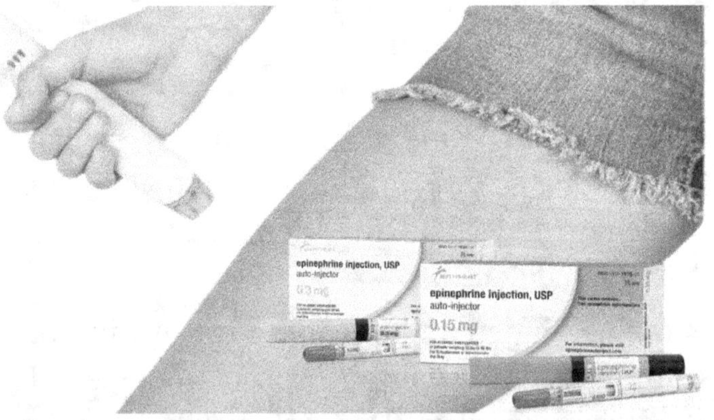

Wenn Sie allergisch gegen Eier sind, tragen Sie immer ein Adrenalin-Injektionsset bei sich. Die primäre Therapie der Anaphylaxie ist Adrenalin.

Verzichten Sie auf den Verzehr von Nahrungsmitteln, die Eier enthalten könnten (im Folgenden einige davon)

Wenn Sie eine Reaktion verhindern möchten, müssen Sie sich von Eiern und Eierprodukten fernhalten. Bevor Sie Lebensmittel verzehren, die Sie nicht selbst zubereitet haben, prüfen Sie immer die Etiketten und erkundigen Sie sich nach den Zutaten.

Eier Allergien werden typischerweise durch bestimmte Proteine verursacht, die im Eiweiß der Eier vorkommen. Wenn Sie an einer Ei Allergie leiden, müssen Sie unbedingt auf den Verzehr von Eiern verzichten, auch gegen Eigelb und Eiweiß. Eine vollständige Trennung des Eiweißes vom Eigelb ist nicht möglich, auch wenn Sie nicht allergisch gegen die im Eigelb enthaltenen Proteine sind. Die Gefahr von Herz Kontakten verschwindet nie.

Wenn Sie eine Allergie gegen Hühnereier haben, kann Ihr Arzt Ihnen raten, auch von Eiern anderer domestizierter Tiere Abstand zu nehmen. Eine Kreuzreaktion kann bei Eiern von Enten, Gänsen, Truthähnen und Wachteln auftreten.

Ei ist in der Zutatenliste oder in einem separaten „Enthält"-Hinweis auf der Verpackung im Klartext aufgeführt und gehört zu den acht Hauptallergenen, die laut Bundesgesetz auf verpackten Lebensmitteln, die in den Vereinigten Staaten verkauft werden, angegeben werden müssen. Dadurch lässt sich leicht feststellen, ob ein Lebensmittel Eier enthält.

Vermeiden Sie Lebensmittel, die Eier oder eines der folgenden enthalten:

Apovitellin	Avidin-Globulin
Ei (getrocknet, pulverisiert, fest, Eiweiß, Eigelb) Eierlikör	Albumin (auch Albumin geschrieben)
Lysozym	Mayonnaise
Ovalbumin	Ovomucoid
Ovomucin	Ovovitellin
Surimi	Vitellin
Baiser (Baiserpulver)	

Eier kommen manchmal in folgenden Fällen vor:

Chips	Cracker	Hollandaise
Ei-Ersatz	Nougat	Marzipan
Marshmallows	Lecithin	Eis, Vanillesoße, Sorbet
Frühstücksspeisen (z. B. Pfannkuchen, Waffeln)	Brote (können mit einem Eierlikör bestrichen werden)	Kuchendekoration en oder Füllungen (z. B. Buttercreme, Zuckerguss, Mousse)
Backwaren	Brezeln	Souffle

(obwohl manche Menschen diese Lebensmittel vertragen – wenden Sie sich an Ihren Allergologen)	(manchmal mit Ei bestreichen, bevor sie in Salz getaucht werden)	Kaffeespezialitäten und Bargetränke (Eier können im Schaum oder als Topping verwendet werden)
Salat Soße	Tortillas	

Nudeln: Ei ist ein Bestandteil der meisten gekochten Nudeln, die kommerziell hergestellt werden, einschließlich solcher, die in Fertiggerichten wie Suppe enthalten sind. Die meisten Trockennudeln in Kartons enthalten keine Eier. Einige Nudelsorten werden jedoch möglicherweise mit Maschinen zubereitet, die auch ölhaltige Produkte verarbeiten können. Manchmal werden in frischen Nudeln keine Eier verwendet. Lesen Sie vor dem Verzehr von Nudeln das Etikett oder erkundigen Sie sich nach den Zutaten.

Obwohl Eiprotein an unerwarteten Stellen auftauchen kann, sind in diesen Mahlzeiten und Produkten nicht immer Allergene enthalten. Noch einmal: Wenn Sie jemals Unklarheiten über die Inhaltsstoffe eines Artikels haben, lesen Sie die Lebensmitteletiketten und stellen Sie Fragen.

Erdnussallergie

Bei Kindern unter 18 Jahren ist die Erdnussallergie die häufigste Nahrungsmittelallergie; bei Erwachsenen liegt es an dritter Stelle. Nur 20 % der Kinder mit einer Erdnussallergie überwinden irgendwann ihre Allergie, was normalerweise eine lebenslange Erkrankung ist.

Wenn eine Person, die gegen Erdnüsse allergisch ist, Erdnüssen ausgesetzt wird, heften sich bestimmte von ihrem Immunsystem produzierte IgE-Antikörper an Proteine in der Erdnuss. Nach der oralen Verabreichung von Erdnussprotein, dass das Immunsystem aktiviert, können bei einer Person leichte bis schwere Reaktion Symptome auftreten.

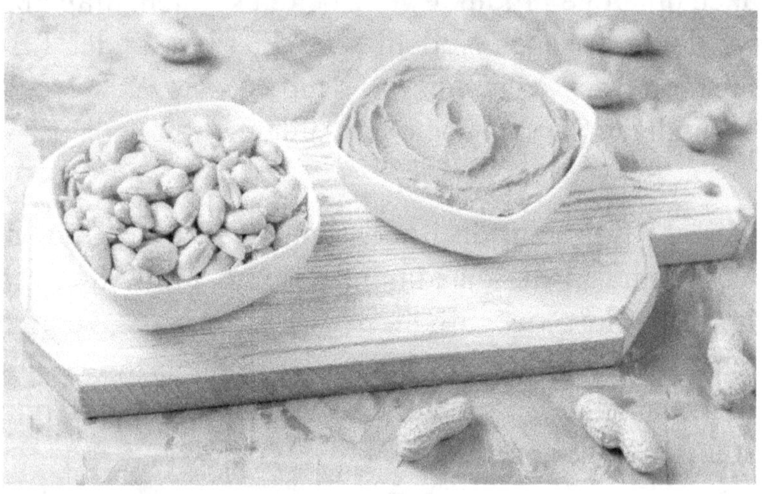

Die einzige Nahrungsmittelallergie, für die ein Palforzia-Medikament von der Deutschlandamerikanischen Food and Drug Administration zugelassen wurde, ist die

Erdnussallergie. Obwohl sie nicht von der FDA zugelassen sind, werden derzeit andere Behandlungspläne, wie z. B. eine orale Erdnuss-Immuntherapie, eingesetzt, um die Toleranz einer Person gegenüber dem Erdnussprotein zu erhöhen.

Baumnüsse (Mandeln, Cashewnüsse, Pistazien, Walnüsse, Pekannüsse und andere) sind nicht dasselbe wie Erdnüsse. Baumnüsse wachsen auf Bäumen. Ungefähr 40 % der Kinder, die eine Allergie gegen Baumnüsse haben, haben auch eine Allergie gegen Erdnüsse.[2] Da Erdnüsse zur Familie der Hülsenfrüchte gehören, werden sie unter der Erde angebaut. Bohnen, Erbsen, Linsen und Sojabohnen sind einige andere Arten von Hülsenfrüchten. Es gibt keinen Zusammenhang zwischen einer Erdnussallergie und einer höheren Wahrscheinlichkeit, an einer Allergie gegen eine andere Hülsenfrucht zu leiden. Allerdings können Personen mit einer Erdnussallergie auch an einer Pollenallergie leiden, einer weiteren Hülsenfrucht, die in der veganen Küche häufig verwendet wird.

Neutralisierende allergische Reaktion auf Erdnüsse

Eine schwere allergische Reaktion (Anaphylaxie) im Zusammenhang mit Erdnüssen kann tödlich sein. Selbst ein geringfügiger Kontakt mit Erdnüssen kann zu einer schweren allergischen Reaktion führen, da allergische Reaktionen oft unvorhergesehen sind.

Wenn der betroffene Bereich mit Augen, Nase oder Mund in Kontakt kommt, kann es zu Problemen kommen und es ist weniger wahrscheinlich, dass es zu einer schweren Reaktion kommt. Bei Kindern, die gegen Erdnüsse allergisch sind, kann es zum Beispiel zu einer allergischen Reaktion kommen, wenn sie Erdnussbutter an ihre Finger bekommen und diese in ihre Augen reiben.

Wenn Sie an einer Erdnussallergie leiden, tragen Sie immer ein Adrenalin-Injektionsgerät bei sich. Adrenalin ist die Erstbehandlung bei Anaphylaxie.

Verzichten Sie auf den Verzehr von Lebensmitteln, die Erdnüsse enthalten können (unten sind einige davon)

Wenn Sie eine Reaktion verhindern möchten, ist es wichtig, dass Sie sich von Erdnüssen und Produkten aus Erdnüssen fernhalten. Um die Inhaltsstoffe von Erdnuss Produkten zu bestimmen, lesen Sie immer die Lebensmitteletiketten.

Bei der Herstellung und dem Servieren kommen Erdnüsse und Baumnüsse häufig miteinander in Kontakt, was das Risiko einer allergischen Reaktion erhöht. Besprechen Sie mit Ihrem Allergologen, ob Sie auch auf Baumnüsse verzichten müssen.

Laut Bundesgesetz müssen verpackte Lebensmittel, die in den Vereinigten Staaten verkauft werden, alle acht

Hauptallergene in klarer englischer Sprache angeben, entweder in der Zutatenliste oder in einer separaten „Enthält"-Angabe auf der Verpackung. Dazu gehören Erdnüsse. Dadurch lässt sich leicht feststellen, ob ein Lebensmittel Erdnüsse enthält.

Vermeiden Sie alles, was Erdnüsse oder eine der folgenden Zutaten enthält:

Erdnüsse	Biernüsse	Künstliche Nüsse
Gemischte Nüsse	Affen Nüsse	Nussstücke
Erdnussbutter	Erdnussmehl	Lammfleisch oder Nussmehl
Erdnussproteinhydrolysat	Arachis Oil (andere Bezeichnung für Erdnussöl)*	Kaltgepresstes, ausgepresstes oder extrudiertes Erdnussöl*
Eine Studie zeigte, dass im Gegensatz zu anderen Hülsenfrüchten eine starke Möglichkeit einer Kreuzreaktion zwischen Erdnüssen und dieser Hülsenfrucht besteht.	Lupine (oder Lupini) – die sich in glutenfreien Lebensmitteln zu einem gängigen Mehlersatz entwickelt.	Mandelas (in Mandelaroma getränkte Erdnüsse)

Sie müssen hochraffiniertes Erdnussöl nicht als Allergen bezeichnen. Studien zufolge können die meisten Erdnussallergiker diese Art von Erdnussöl bedenkenlos konsumieren. Lassen Sie sich von Ihrem Arzt bezüglich der Vermeidung von hoch raffiniertem Erdnussöl beraten, wenn Sie an einer Erdnussallergie leiden.

Vermeiden Sie kaltgepresste, extrudierte oder extrudierte Erdnussöle – auch Gourmet-Erdnussöle genannt –, wenn Sie an einer Erdnussallergie leiden. In diesen weniger verarbeiteten Ölen können geringe Mengen Erdnussprotein enthalten sein.

Andere mögliche Erdnuss Quellen

Überraschenderweise gibt es überall Erdnüsse. Auch wenn bestimmte Lebensmittel und Waren möglicherweise nicht immer Allergien auslösen, ist Vorsicht geboten.

Wenn Sie etwas essen, das Sie nicht selbst zubereitet haben, vergessen Sie nicht, die Zutaten, Etiketten zu lesen und Fragen zu stellen. Verzehren Sie keine Lebensmittel, deren Inhaltsstoffe Sie nicht kennen.

Selbst bei erdnuss freien Gerichten besteht beim Verzehr von Gerichten aus afrikanischen, asiatischen (insbesondere chinesischen, indischen, indonesischen, thailändischen und vietnamesischen) und mexikanischen Restaurants ein erhebliches Risiko einer Kreuzkontamination.

Einige alternative Nussbutter-Sorten, wie Sojabutter oder Sonnenblumenkernbutter, werden auf Maschinen hergestellt, die auch Erdnüsse und andere Baumnüsse verarbeiten.

Nehmen Sie vor dem Verzehr dieser Produkte Kontakt mit dem Hersteller auf.

Chili	Eierbrötchen	Granola
Eis	Marzipan	Nougat
Pfannkuchen	Tierfutter	Studentenfutter
Enchilada Soße	Glasuren und Marinaden	Spezial Pizzen
Getreide (zB. Müsli-Cerealien)	Soßen wie Chili Soße, scharfe Soße, Pesto, Soße, Mole Soße und Salatdressing	Sonnenblumenk erne (die oft auf Geräten produziert werden, die mit Erdnüssen geteilt werden)
Süßigkeiten wie Pudding, Kekse, Backwaren, Kuchen und heiße Schokolade	Vegetarische Lebensmittel, insbesondere solche, die als Fleischersatz beworben werden	

Darüber hinaus enthält der Kompost, der als Dünger für Rasenflächen nützlich ist, gelegentlich Erdnussschalen. Damit Sie eine fundierte Entscheidung treffen können, sollten Sie vor der Beauftragung herausfinden, ob der Auftragnehmer, den Sie beauftragen möchten, Erdnussschalen in seinem Kompost verwendet.

Wird die Erdnuss Allergie meines Kindes jemals verschwinden?

Bei Kindern scheint eine Erdnussallergie zuzunehmen. Laut einer von FARE finanzierten Studie hat sich die Zahl der Kinder mit Erdnussallergie in den Deutschlandzwischen 1997 und 2008 mehr als verdreifacht.[4] Zwei Studien im Vereinigten Königreich und in Kanada zeigten ebenfalls eine hohe Prävalenz von Erdnussallergien bei Kindern im schulpflichtigen Alter.

Erdnussallergien bleiben in der Regel ein Leben lang bestehen, obwohl Studien zeigen, dass etwa 20 Prozent der Kinder mit einer Erdnussallergie irgendwann aus ihrer Allergie herauswachsen.[1]

Bei jüngeren Geschwistern von Kindern, die gegen Erdnüsse allergisch sind, besteht möglicherweise ein höheres Risiko für eine Erdnussallergie.[5] Ihr Arzt kann Sie bei der Untersuchung von Nahrungsmittelallergien bei Geschwistern beraten. Die jüngsten Forschungsergebnisse zeigen, dass die frühzeitige Einführung von Erdnüssen bei Säuglingen dazu beitragen kann, die Entwicklung dieser Nahrungsmittelallergie zu verhindern. Weitere Ressourcen hierzu stellt FARE auf babyfirst.org bereit.

Sojaallergie

Etwa 0,4 % der Neugeborenen in den Vereinigten Staaten leiden an einer Sojaallergie, die bei jüngeren Kindern häufiger auftritt als bei älteren Kindern.[1] Die Mehrheit der Jugendlichen überwindet ihre Sojaallergie schließlich, während manche Menschen sich nie vollständig von ihrer Allergie erholen.

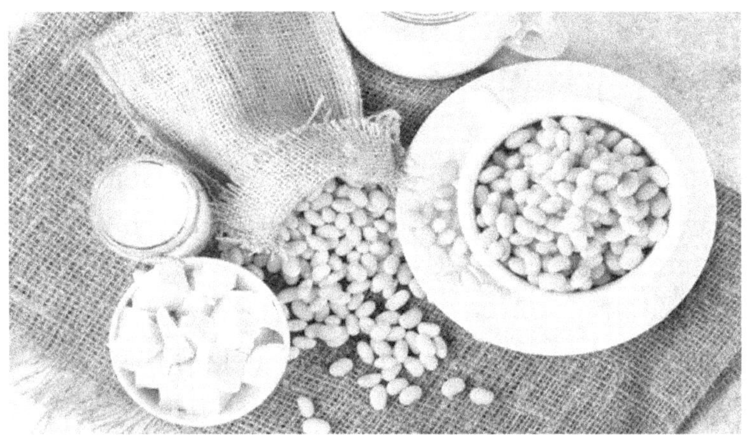

Wenn eine Person mit einer Sojaallergie mit Soja in Kontakt kommt, heften sich bestimmte von ihrem Immunsystem produzierte IgE-Antikörper an Proteine im Soja. Dadurch wird das Immunsystem der Person geschwächt, was zu einer Reihe von leichten bis schweren Reaktion Symptomen führt.

Zur Familie der Hülsenfrüchte gehören Sojabohnen. Zu den Hülsenfrüchten zählen Erdnüsse, Linsen, Bohnen und Erbsen. Obwohl bei Menschen mit einer Erdnussallergie selten Soja-Reaktionen auftreten, ist das Gegenteil nicht der Fall. Laut einer Studie hatten bis zu 88 % der Patienten mit Soja Allergien entweder eine Erdnussallergie oder reagierten sehr empfindlich auf Erdnüsse. Wenn es um Hauptallergene wie Erdnüsse, Nüsse, Eier, Milch und Sesam geht, war die Wahrscheinlichkeit einer Allergie oder Sensibilisierung bei Soja Allergikern höher als bei Nicht-Erdnuss-Hülsenfrüchten wie Bohnen, Erbsen und Linsen.

Neutralisierende allergische Reaktion auf Soja

Obwohl die meisten allergischen Reaktionen auf Soja mild sind, können sie alle unerwartet sein. Schwere und manchmal tödliche Reaktionen sind möglich, wenn auch selten (erfahren Sie mehr über Anaphylaxie).

Tragen Sie immer ein Adrenalin-Injektionsset bei sich, wenn Sie allergisch gegen Soja sind. Die primäre Behandlungslinie bei Anaphylaxie ist Adrenalin.

Verzichten Sie auf den Verzehr von Lebensmitteln, die möglicherweise Soja enthalten (unten sind einige davon)

Sie müssen sich von Soja und aus Soja gewonnenen Produkten fernhalten, wenn Sie eine Reaktion vermeiden möchten. Bevor Sie etwas verzehren, das Sie nicht selbst gekocht haben, prüfen Sie immer die Lebensmitteletiketten und erkundigen Sie sich nach den Zutaten.

Obwohl Amerikaner Sojabohnen selten allein essen, verwenden sie sie häufig in verarbeiteten Lebensmitteln. Der Verzicht auf all diese Lebensmittel kann zu einer unausgewogenen Ernährung führen. Die Planung einer geeigneten Ernährung kann von einem Ernährungsberater unterstützt werden.

In der Zutatenliste oder in einer separaten „Enthält"-Erklärung auf der Verpackung müssen in den Deutschlandverkaufte verpackte Lebensmittel laut Bundesgesetz alle acht Hauptallergene, einschließlich Soja, im Klartext angeben. So lässt sich ganz einfach feststellen, ob ein Lebensmittel Soja enthält. Hinweis: Die meisten Patienten mit Sojaallergie vertragen möglicherweise Sojalecithin, auch wenn es von FALCO nicht ausgeschlossen ist. Auch bei einer Soja-Eliminationsdiät wird es normalerweise nicht vermieden.

Vermeiden Sie alles, was Soja oder eine der folgenden Zutaten enthält:

Edamame	Miso	Natto
Halb	Shoyu	Soja
Ich bin Weide	Tamari	Tempeh
Sojabohnen (Quark, Granulat)	Texturiertes pflanzliches Protein (TVP)	Tofu
Kaltgepresstes, abgetriebenes	Sojaprotein (Konzentrat,	Ich bin (ich bin Albumin, ich bin

oder extrudiertes Soja*	hydrolysiert, Isolat)	Käse, ich bin Ballaststoffe, ich bin Mehl, ich bin Grütze, ich bin Eis, ich bin Milch, ich bin Nüsse, ich bin Sprossen, ich bin Joghurt)

Bei hoch raffiniertem Sojaöl ist eine Allergenkennzeichnung nicht erforderlich. Studien zeigen, dass die meisten Soja Allergiker Sojalecithin und hoch raffiniertes Sojaöl bedenkenlos konsumieren können. Fragen Sie Ihren Arzt, ob Sie Sojalecithin oder -öl meiden müssen, wenn Sie an einer Soja-Allergie leiden.

Kaltgepresste, beschleunigte oder extrudierte Sojaöle – auch Gourmet-Sojaöle genannt – sollten von allen Personen gemieden werden, die gegen Sojabohnen allergisch sind. In einigen minimal raffinierten Produkten können geringe Mengen Sojaprotein enthalten sein.

Eine wachsende Zahl veganer und vegetarischer Angebote, die dem Trend zur pflanzlichen Ernährung folgen, verwenden Soja als Fleischersatz, um ihren Waren eine gleichwertige Optik zu verleihen. Überprüfen Sie stets das Etikett!

In den folgenden Artikeln ist gelegentlich Soja enthalten:

Pflanzengummi	Pflanzliche Stärke	Gemüsebrühe
Asiatische Küche (einschließlich chinesischer, indischer, indischer, thailändischer und vietnamesischer Küche) – selbst wenn Sie ein sojafreies Produkt bestellen, besteht ein hohes Risiko von Herz Kontakten	Mit Soja zubereitetes Getreide (zB. Müsli, Brot, Chips, Cracker, Nudeln, Reis, Tortillas und Reis)	

Einige unerwartete Quellen für Sojabohnen und Sojaprodukte

Backwaren	Getreide	Kekse
Cracker	Tierfutter	Saucen
Würste	Tempeh	Säuglingsanfang snahrung
Seifen und Feuchtigkeitscre mes	Verarbeitetes Fleisch	Fettarme Erdnussbutter
Thunfisch und	Brühen und	

Fleisch in Dosen	Suppen aus der Dose	
Proteinreiche Energieriegel und Snacks	Milchprodukte (z. B. Eis, Joghurt)	Medikamente und Körperpflegepro dukte

Bestimmte Lebensmittel und Gegenstände enthalten möglicherweise nicht immer Allergene, Soja kann jedoch an unerwarteten Stellen auftauchen. Wenn Sie sich über die Inhaltsstoffe eines Artikels im Unklaren sind, überprüfen Sie die Lebensmitteletiketten und fragen Sie nach.

Studien zeigen, dass sich Soja Allergien typischerweise im frühen Leben manifestieren und überwunden sind, wenn ein Kind das dritte Lebensjahr erreicht. Mit zehn Jahren haben die meisten Kinder diese Sojaallergie überwunden.

Weizenallergie

1 % der Kinder in den Vereinigten Staaten können von einer Weizenallergie betroffen sein, die am häufigsten bei kleinen Kindern beobachtet wird. Einer Studie zufolge haben zwei Drittel der Jugendlichen mit Weizenallergien die Weizenallergie im Alter von zwölf Jahren überwunden. Dennoch überwinden manche Menschen ihre lebenslange Weizenallergie nie.

Das Immunsystem eines Weizenallergikers produziert spezielle IgE-Antikörper, die sich an Weizenproteine binden, wenn sie Weizen ausgesetzt sind. Durch diese Bindung werden Reaktionen des Immunsystems ausgelöst, deren Schweregrad von mittelschwer bis schwer reicht.

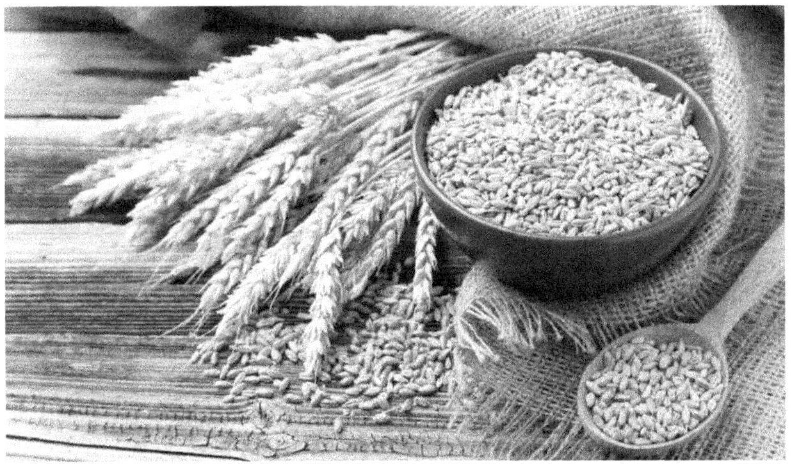

Obwohl es sich bei beiden um ungünstige Nahrungsmittelreaktionen handelt, haben Zöliakie und Weizenallergie ganz unterschiedliche Ursachen. Eine ungünstige Immunantwort (IgE-vermittelt) auf

Weizenproteine führt zu einer Weizenallergie, die sich als klassische Allergiesymptome in den Atemwegen, im Magen-Darm-Trakt, auf der Haut und in schweren Fällen als Anaphylaxie äußern kann.

Eine Art von Autoimmunerkrankung ist Zöliakie. Gluten bewirkt, dass der Körper Antikörper bildet, die wiederum Entzündungen und Schäden an der Dünndarmschleimhaut verursachen. Das Magen-Darm-System ist an mehreren Symptomen beteiligt (z. B. Durchfall, Verstopfung, Gewichtsverlust, Magenschmerzen und Blähungen). Hautausschläge und Erkrankungen, die durch eine Mangelernährung hervorgerufen werden, sind Beispiele für weitere Symptome. Ähnlich wie bei der Weizenallergie liegt die geschätzte weltweite Prävalenz der Zöliakie bei 1 %.

Um unmittelbare und langfristige Probleme zu vermeiden, ist es wichtig, mit Ihrem Arzt zusammenzuarbeiten, um eine genaue Diagnose zu erhalten.

Neutralisierende allergische Reaktion auf Weizen

Eine Weizenallergie kann leichte Symptome wie Nesselsucht oder schwere Symptome wie Anaphylaxie verursachen. Unvorhersehbarerweise können bereits sehr geringe Mengen Weizen eine allergische Reaktion auslösen.

Wenn Sie an einer Weizenallergie leiden, tragen Sie immer ein Adrenalin-Injektionsgerät bei sich. Die primäre Behandlungslinie bei Anaphylaxie ist Adrenalin.

Verzichten Sie auf den Verzehr von Lebensmitteln, die Weizen enthalten könnten (unten sind einige davon)

Es ist wichtig, dass Sie sich von Weizen und allem, was Weizen enthält, fernhalten, um eine Reaktion zu vermeiden. Bevor Sie etwas verzehren, das Sie nicht selbst gekocht haben, prüfen Sie immer die Lebensmitteletiketten und erkundigen Sie sich nach den Zutaten.

Das in den Deutschlandam häufigsten konsumierte Getreide ist Weizen. Alle anderen gängigen Getreidearten, möglicherweise mit Ausnahme von Gerste, sind für Patienten mit einer Weizenallergie selten Allergen. Sie haben immer noch eine große Auswahl an Mahlzeiten, aber die Getreide Quelle muss etwas anderes als Weizen sein. Suchen Sie nach weiteren Getreidesorten wie Tapioka, Amaranth, Roggen, Mais, Hafer, Quinoa und Gerste.

Das beste Mehl zum Backen ist normalerweise eine Mischung aus weizenfreien Mehlen. Probieren Sie verschiedene Mischungen aus, um herauszufinden, welche Ihnen die gewünschte Textur verleiht.

In der Zutatenliste oder in einer separaten „Enthält"-Angabe auf der Verpackung ist Weizen eines der acht Hauptallergene, die laut Bundesgesetz in klarer Sprache auf verpackten Lebensmitteln angegeben werden müssen, die in den Vereinigten Staaten verkauft werden. Aus diesem Grund ist es einfach festzustellen, ob ein Lebensmittel Weizen enthält.

Artikel, die Weizen oder einen der folgenden Inhaltsstoffe enthalten, sollten vermieden werden:

Semmelbrösel	Bulgur	Getreide Extrakt
Clubweizen	Couscous	Cracker-Mahlzeit
Situation	Einkorn	Die ganze Zeit
Mehl	Farro	Freekeh
Hand®	Pasta	Ich streite
Grieß	Dinkel	Triticale
Gekeimter Weizen	Lebenswichtiges Weizengluten	Gekeimter Weizen
Weizenkleie Hydrolysat	Hydrolysiertes Weizenprotein	Vollkorn Beeren
Weizenkeimöl	Weizenprotein Isolat	Vollkorn Beeren
Mehl (Allzweckmehl, Brot, Kuchen, Hartweizenmehl,	Matzoh, Matzo-Mahlzeit (auch als Matzo, Matzah oder	Weizen (Kleie, Hartweizen, Keime, Gluten, Gras, Malz,

angereichert, Graham, glutenfrei, proteinreich, Instant Mehl, Gebäck, selbst aufgehend, Weichweizen, stahl gemahlen, steingemahlen, Vollkorn)	Matzo geschrieben)	Sprossen, Stärke) Weizengras

Hinweis: Da Buchweizen nichts mit Weizen zu tun hat, ist der Verzehr unbedenklich.

Zu den folgenden Artikeln gehört gelegentlich Weizen:

Glucosesirup	Ich bin Weide	Surimi
Stärke (verkleisterte Stärke, modifizierte Stärke, modifizierte Lebensmittelstärke, pflanzliche Stärke)	Pflanzliche Fleischalternativen	

Zahlreiche unerwartete Weizen Quellen

Aber	Backwaren	Backmischungen
Bier	Süßigkeiten	Cracker
Hot Dogs	Panierte	Eiscreme

	Lebensmittel	
Im Teig frittierte Lebensmittel	Frühstücksflocken	Krebsfleischimitat
Marinara-Sauce	Verarbeitetes Fleisch	Salat Soße
Putenfrikadellen	Kartoffelchips	Reiskuchen
Saucen	Würste	Gewürze
Suppen	Spielen Teig oder Modelliermasse	Körperpflegeartikel (z. B. Kosmetika oder Haarprodukte)
Asiatische Gerichte können Weizenmehl enthalten, das so aromatisiert und geformt ist, dass es wie Rindfleisch, Schweinefleisch und Garnelen aussieht.	Kränze im Landhausstil werden oft mit Weizenprodukten verziert	

Diese Lebensmittel und Waren enthalten nicht immer Allergene, obwohl Weizen an unerwarteten Stellen auftreten kann. Lesen Sie noch einmal die Lebensmitteletiketten, insbesondere wenn Sie nicht oft damit rechnen, Weizen zu sehen. Erkundigen Sie sich, wenn Sie Fragen zu den Inhaltsstoffen eines Produkts haben.

Baumnussallergie

Eine der häufigsten Nahrungsmittelallergien bei Kindern und Erwachsenen ist die Baumnussallergie. Die sechs Arten von Baumnüssen, gegen die sowohl Erwachsene als auch Kinder am häufigsten Allergien melden, sind Cashewnüsse, Pistazien, Walnüsse, Mandeln, Haselnüsse und Pekannüsse.

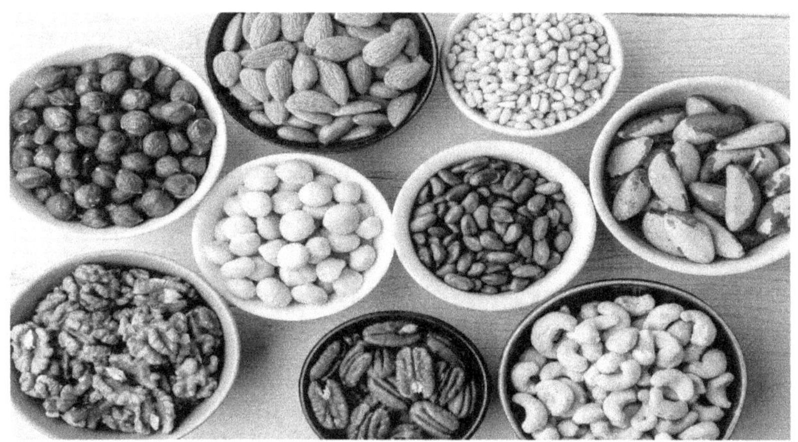

Eine Baumnussallergie betrifft etwa 50 % der Kinder, die auch gegen andere Baumnüsse allergisch sind. Ungefähr zwei Drittel der Menschen, die eine Cashew- oder Walnuss-Sensibilität haben, haben auch eine Pistazien- oder Pekannuss-Sensibilität. Die meisten Kinder mit einer Nussallergie überwinden ihre Nussallergie nicht.

Bestimmte vom Immunsystem produzierte IgE-Antikörper heften sich an Proteine in Nüssen, wenn eine Person mit einer Nussallergie diesen Nüssen ausgesetzt wird. Durch diese Bindung werden

Reaktionen des Immunsystems ausgelöst, deren Schweregrad von mittelschwer bis schwer reicht.

In den Vereinigten Staaten müssen 18 verschiedene Arten von Baumnüssen auf verpackten Lebensmitteln in einfacher Sprache gekennzeichnet werden. Diese Baumnüsse sind nicht dasselbe wie Erdnüsse, bei denen es sich um unterirdische Hülsenfrüchte handelt, die mit Bohnen und Erbsen verwandt sind, und nur 40 % der Kinder mit Baumnussallergien haben auch eine Erdnussallergie. Esel-, Sonnenblumen-, Mohn- und Senfkörner sind Samenallergien, die nicht auf Bäumen wachsen; im Gegensatz dazu ist dies bei Baumnüssen der Fall.

Neutralisierende allergische Reaktion auf Baumnüsse

Anaphylaxie, eine schwere allergische Reaktion, die tödlich sein kann, kann durch Baumnüsse hervorgerufen werden. Baumnüsse können in relativ geringen Mengen schwere allergische Reaktionen auslösen, und allergische Reaktionen können unregelmäßig sein.

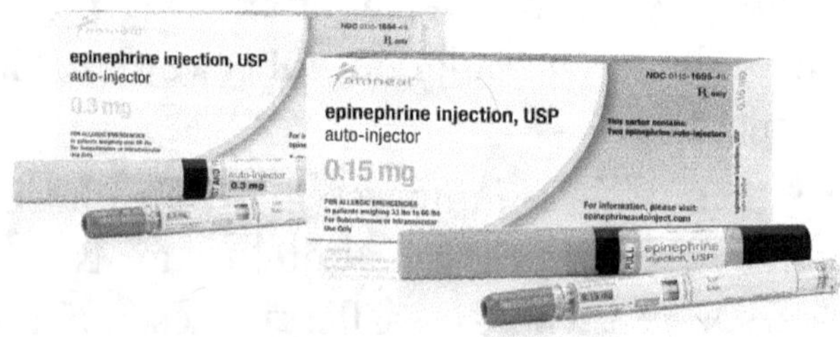

Tragen Sie immer ein Adrenalin-Injektionsgerät bei sich, wenn Sie an einer Baumnussallergie leiden. Die primäre Therapie der Anaphylaxie ist Adrenalin.

Verzichten Sie auf den Verzehr von Lebensmitteln, die Nüsse enthalten können (unten sind einige davon)

Es ist wichtig, dass Sie sich von allen Baumnüssen und aus Baumnüssen gewonnenen Produkten fernhalten, um eine Reaktion zu vermeiden.

Es ist wahrscheinlicher, dass Sie gegen andere Arten von Baumnüssen allergisch sind, wenn Sie gegen eine Art allergisch sind. Ihr Arzt könnte Ihnen daher raten, sich von allen Nüssen fernzuhalten. Es ist möglich, dass Ihnen aufgrund des erhöhten Risikos einer Kreuzkontamination mit Baumnüssen während der Produktion und Verarbeitung davon abgeraten wird, Erdnüsse zu essen. Ihr Allergologe sollte sich mit diesen Bedenken befassen und sie weiter beurteilen. Möglicherweise ist eine gezielte Allergietestung erforderlich.

Laut Bundesgesetz gehören Baumnüsse zu den acht Hauptallergenen, die in verpackten Lebensmitteln, die in den Vereinigten Staaten verkauft werden, im Klartext angegeben werden müssen. Diese Informationen müssen in der Zutatenliste oder einem separaten „Enthält"-Hinweis auf der Verpackung enthalten sein. Auf der Kiste für Baumnüsse muss die jeweilige Art angegeben werden. Dadurch lässt sich leicht feststellen, ob ein Lebensmittel Nüsse enthält.

Vermeiden Sie alles, was Baumnüsse oder eine der folgenden Zutaten enthält:

Mandel	Künstliche Nüsse	Buchecker
Cashew	Kastanie	Kokosnuss
Chinquapin-Nuss	Haselnuss/Hasel nuss	Macadamianüsse
Paranuss	Ginkgo Nuss	Hickory-Nuss
Ich bin verrückt	Nussmehl	Lammfleisch
Pekannuss	Pesto	Pili-Nuss
Praline	Nussbaum	Sheanuss
Nussstücke	Pistazie	Marzipan-/Mand elmasse
Nussmilch (z. B. Mandelmilch, Cashewmilch)	Nusspaste (z. B. Mandelpaste)	Nussöle (z. B. Walnussöl, Mandelöl)
Nussbutter (z. B. Cashewbutter)	Walnussschalene xtrakt (Aroma)	Obstdestillate/alk oholische Extrakte
Litschi/Lychee/Li tschi-Nuss	Extrakt aus Schwarznuss Schalen (Aroma)	Gianduja (eine Schokoladen-Nus s-Mischung)
Pinienkerne (auch Indianer,	Natürlicher Nussextrakt (z. B.	Butternuss (auch als weiße

Pignoli, Pignolia genannt)Ritzel, Pinienkerne und Pinienkerne)	Mandel, Walnuss – obwohl künstliche Extrakte im Allgemeinen sicher sind)	Walnüsse bekannt; kein Kürbis)

Einige unerwartete Quellen für Baumnüsse

Überraschenderweise enthalten aromatisierter Kaffee, Müsli, Cracker, Kekse, Süßigkeiten, Schokolade, Energieriegel, gefrorene Desserts, Marinaden, Barbecue-Saucen und sogar Aufschnitt, einschließlich Mortadella, Baumnuss Proteine.

Für diejenigen, die an einer Baumnussallergie leiden, sind Eisdielen, Bäckereien, Cafés und einige Restaurants (z. B. chinesische, afrikanische, indische, thailändische und vietnamesische) einem hohen Risiko ausgesetzt. Das Risiko eines Herz-Kontakts ist erheblich, selbst wenn Sie ein Gericht wünschen, das frei von Baumnüssen ist.

Lotionen, Haarpflegeprodukte und Seifen enthalten gelegentlich Baumnussöle wie Walnuss und Mandel.

Aufgrund ihrer Haltbarkeit können zerkleinerte Walnussschalen zur Herstellung „natürlicher" Schwämme oder Bürsten verwendet werden.

Es ist auch ratsam, die Finger von alkoholischen Getränken zu lassen, da einige von ihnen

Nussgeschmack enthalten könnten. Möglicherweise müssen Sie den Hersteller kontaktieren, um herauszufinden, ob natürliche Aromen und andere Zusatzstoffe sicher sind, da diese Getränke nicht den Bundesvorschriften unterliegen.

Traditionell ist der Verzehr von Kokosnuss, dem Samen einer Steinfrucht, für Menschen, die gegen Baumnüsse allergisch sind, nicht eingeschränkt. Dennoch begann die Food and Drug Administration in den Vereinigten Staaten im Oktober 2006 damit, Kokosnüsse als Baumnüsse einzustufen. In der medizinischen Literatur wurde nur über eine geringe Anzahl allergischer Reaktionen auf Kokosnüsse berichtet; Bei den meisten dieser Ereignisse handelte es sich um Personen, die nicht gegen Nüsse allergisch waren.

Es wurden keine Reaktionen auf Sheanussöl oder Butter gemeldet, und es gibt nur ein dokumentiertes Beispiel für eine Reaktion einer Person auf Kokosnussöl. Eine Reaktion auf eine dieser Fragen wäre daher äußerst ungewöhnlich.

Selten wurden allergische Reaktionen auf Arganöl – das aus der Nuss des Arganbaumes hergestellt wird – dokumentiert. In Marokko bekommt man dieses Gericht häufig, auch wenn es in den Vereinigten Staaten ungewöhnlich ist.

Personen, die an einer Cashew-Allergie leiden, sind möglicherweise anfälliger für die Entwicklung einer Allergie gegen rosa Pfefferkörner (auch bekannt als brasilianischer Pfeffer, rosa Pfeffer, Weihnachtsbeere und andere Namen). Im Gegensatz zu normalem schwarzem Pfeffer und Früchten, die das Wort „Pfeffer" im Namen tragen (z. B. Paprika, rote Paprika oder Chilischoten), wird diese getrocknete Beere (Schinus, verwandt mit Cashew) als Gewürz verwendet.

Hinweis: Obwohl bestimmte Lebensmittel und Waren nicht immer Allergene enthalten, ist Vorsicht geboten. Es ist ratsam, vor dem Verzehr von Lebensmitteln, die Sie nicht selbst gekocht haben, die Lebensmitteletiketten durchzulesen und sich über die Zutaten zu informieren.

Wird die Allergie meines Kindes gegen Nüsse jemals verschwinden?

Eine Allergie gegen Baumnüsse besteht in der Regel lebenslang. Untersuchungen zeigen, dass etwa 9 Prozent der Kinder mit einer Baumnussallergie irgendwann aus ihrer Allergie herauswachsen.[1]

Jüngere Geschwister von Kindern, die gegen Nüsse allergisch sind, haben möglicherweise ein höheres Risiko für atopische Erkrankungen. Jeder Fall ist anders und Ihr Arzt kann Sie gegebenenfalls bei der Durchführung von Lebensmittelallergietests für Geschwister beraten.

Schalentierallergie

Die häufigsten Nahrungsmittelallergien bei Erwachsenen und die häufigsten bei Kindern sind Nahrungsmittelallergien im Zusammenhang mit Schalentieren. Etwa 2 % der Amerikaner berichten von einer Allergie gegen Schalentiere. Eine Allergie gegen Schalentiere ist oft chronisch.

Die erste allergische Reaktion tritt bei etwa 60 % der Menschen mit einer Schalentierallergie bei Erwachsenen auf.

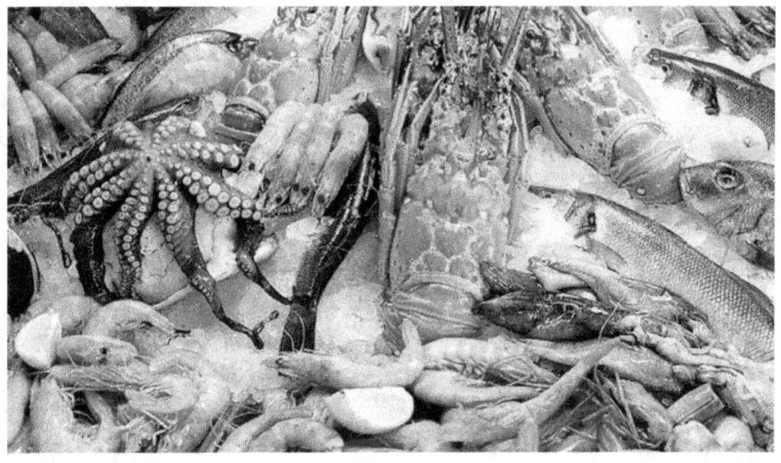

Bestimmte IgE-Antikörper, die vom Immunsystem einer Person mit einer Schalentierallergie produziert werden, heften sich an Proteine in den Schalentieren, wenn die Person ihnen ausgesetzt ist. Dadurch wird das Immunsystem der Person in Gang gesetzt, was zu leichten bis schweren Reaktion Symptomen führen kann.

Schalentiere können in zwei Kategorien unterteilt werden: Weichtiere/Muscheln (zu denen Venusmuscheln, Muscheln, Austern, Jakobsmuscheln, Tintenfische, Tintenfische, Abalonen und Schnecken gehören) und Krebstiere (zu denen Garnelen, Garnelen, Krabben und Hummer gehören). Mehr Menschen haben eine Allergie gegen Krebstiere als gegen Weichtiere, wobei Garnelen sowohl bei Erwachsenen als auch bei Kindern die häufigste Schalentierallergie sind.

Schalentiere sind nicht eng mit Flossen und Fischen verwandt. Wenn Sie gegen eines davon allergisch sind, müssen Sie das andere nicht unbedingt meiden, Sie sollten jedoch Vorkehrungen treffen, um den Kontakt von Fisch und Schalentieren zu verhindern. Führen Sie ein ausführliches Gespräch zu diesem Thema mit Ihrem Allergologen, um sicherzustellen, dass die richtigen Ernährungseinschränkungen eingehalten werden.

Neutralisierende allergische Reaktion auf Schalentiere

Schalentiere können schwere und manchmal tödliche allergische Reaktionen (einschließlich Anaphylaxie) hervorrufen. Schon kleinste Mengen Schalentiere können eine allergische Reaktion auslösen, die recht unvorhersehbar sein kann.

Wenn Sie allergisch gegen Schalentiere sind, sollten Sie immer ein Adrenalin-Injektionsset bei sich haben. Die primäre Therapie der Anaphylaxie ist Adrenalin.

Verzichten Sie auf den Verzehr von Nahrungsmitteln, die Schalentiere enthalten könnten (unten sind einige davon)

Der Verzicht auf Schalentiere und Schalentiere Produkte ist entscheidend, um eine Reaktion zu verhindern. Bevor Sie etwas verzehren, das Sie nicht selbst gekocht haben, prüfen Sie immer die Lebensmitteletiketten und erkundigen Sie sich nach den Zutaten.

Die meisten Menschen mit Schalentierallergien haben auch Allergien gegen andere Schalen-Tierarten. Im Allgemeinen wird Ihr Allergologe vom Verzehr jeglicher Art von Schalentieren abraten. Wenn Sie andere Schalentiere verzehren möchten, aber auf eine bestimmte Art allergisch reagieren, besprechen Sie mit Ihrem Arzt die Möglichkeit zusätzlicher Allergietests.

Vermeiden Sie Fischrestaurants, da ein erhebliches Risiko einer Kreuzkontamination zwischen Lebensmitteln besteht. Darüber hinaus sollten Sie auf Reisen zu Fischmärkten und den Umgang mit Schalentieren verzichten. Sie könnten einem Risiko ausgesetzt sein, wenn Sie sich in einem Bereich befinden, in dem Schalentiere gekocht werden, da Dampf Protein aus den Schalentieren enthalten kann.

Eines der acht Hauptallergene, die laut Bundesgesetz auf verpackten Lebensmitteln, die in den Vereinigten Staaten verkauft werden, im Klartext angegeben werden müssen, sind Krustentiere. Diese Informationen müssen in der Zutatenliste oder einem separaten „Enthält"-Hinweis auf der Verpackung enthalten sein. Auf der Verpackung muss auch die jeweilige Art der Krustentierschalen, beispielsweise Krabben oder Garnelen, angegeben werden. In den Vereinigten Staaten sind Weichtiere derzeit nicht kennzeichnungspflichtig und können ohne Vorwarnung in Lebensmitteln vorkommen.

Vermeiden Sie Lebensmittel, die Schalentiere oder eine dieser Zutaten enthalten:

Seepocken	Krabbe	Krill
Garnelen	Garnelen (Garnelen, Scampi)	Langusten (Crawdad, Flusskrebse,erwachsen geworden sein)
Hummer (Küsten Hummer, Langusten, Moreton Bay Bugs, Scampi, O'malley)		

Ihr Arzt wird Ihnen möglicherweise raten, Weichtiere*
oder diese Inhaltsstoffe zu meiden:

Abalone	Herzmuschel	Tintenfisch
Miesmuscheln	Oktopus	Austern
Immergrün	Seeigel	Jakobsmuscheln
Schnecken (Escargot)	Tintenfisch	Seegurke
Wellhornschnecke (Turban-Schale)	Napfschnecke (Lapas, Opihi)	Muscheln (Cherrystone, Geoduck, Littleneck, Pismo, Quahog)

Notiz: Die Bundesregierung verlangt keine
vollständige Angabe von Weichtieren auf
Produktetiketten.

Schalentiere kommen manchmal in den folgenden
Fällen vor:

Bouillabaisse	Tintenfischtinte	Glucosamin
Fischbestand	Surimi	
Meeresfrüchte, Aroma (z. B. Krabben- oder Muschelextrakt)	Fischbrühe oder Fischsauce (manchmal auch aus Krill)	

Wie wäre es mit Jod und Carrageenan?

„Irisches Moos oder Carrageenan ist nicht dasselbe wie Meeresfrüchte. Rote Meeresalgen werden zum Eindicken, Stabilisieren und Emulgieren einer Vielzahl von Gerichten, einschließlich Milchprodukten, verwendet. Für die meisten Menschen mit Nahrungsmittelallergien ist es sicher.

Da Schalentiere bekanntermaßen das Element Jod enthalten, kann es gelegentlich vorkommen, dass Schalentierallergie und Jodallergie verwechselt werden. Bei Personen, die gegen Schalentiere allergisch sind, löst Jod jedoch keine allergische Reaktion aus. Ein Muskelprotein namens Tropomyosin ist das Hauptallergen in Schalentieren und löst eine allergische Reaktion aus. Wenn Sie unter einer Schalentierallergie leiden, müssen Sie sich keine Sorgen über Kreuzreaktionen mit Jod oder Röntgenkontrastmitteln machen. Röntgenkontrastmittel können Jod enthalten und werden bei einigen medizinischen Röntgenverfahren eingesetzt.

Fischallergie

Bei 1 % der DeutschlandBevölkerung ist Flossenfisch eine der häufigsten Nahrungsmittelallergien. Die Fische, bei denen die Menschen in einer Studie am häufigsten über Nebenwirkungen berichteten, waren Kabeljau, Lachs, Thunfisch und Wels.

Die erste allergische Reaktion auf Fisch tritt bei etwa 40 % der erwachsenen Fischallergiker auf.

Wenn eine Person mit einer Fischallergie dieser bestimmten Art ausgesetzt ist, heften sich bestimmte vom Immunsystem produzierte IgE-Antikörper an Proteine im Fisch. Dadurch wird das Immunsystem der Person geschwächt, was zu einer Reihe von leichten bis schweren Reaktion Symptomen führt.

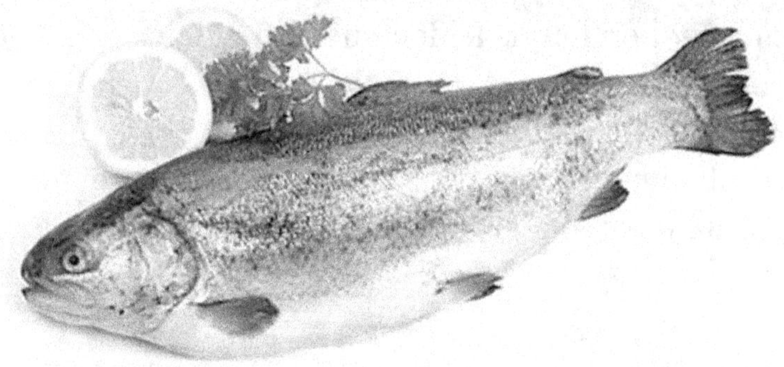

Schalentiere sind nicht eng mit Flossen, Fischen verwandt. Wenn Sie gegen eines davon allergisch sind, müssen Sie das andere nicht unbedingt meiden, Sie sollten jedoch Vorkehrungen treffen, um den Kontakt von Fisch und Schalentieren zu verhindern. Führen Sie ein ausführliches Gespräch zu diesem Thema mit Ihrem

Allergologen, um sicherzustellen, dass die richtigen Ernährungseinschränkungen eingehalten werden.

Neutralisierende allergische Reaktion auf Fisch

Anaphylaxie und andere schwere allergische Reaktionen können potenziell tödlich sein, wenn sie durch Flossenfische ausgelöst werden. Unvorhersehbarerweise können bereits sehr geringe Mengen Fisch eine allergische Reaktion auslösen.

Tragen Sie bei einer Fischallergie immer ein Adrenalin-Injektionsset bei sich. Die primäre Behandlungslinie bei Anaphylaxie ist Adrenalin.

Verzichten Sie auf den Verzehr von Lebensmitteln, die Fisch enthalten können (unten sind einige davon)

Der Verzicht auf Fisch und Fischprodukte ist entscheidend, um eine Reaktion zu verhindern. Bevor Sie Lebensmittel verzehren, die Sie nicht selbst zubereitet haben, prüfen Sie immer die Etiketten und erkundigen Sie sich nach den Zutaten.

In Fischrestaurants ist die Kreuzkontamination von Lebensmitteln ein großes Problem. Vermeiden Sie daher den Besuch dort. Der Besuch von Fachmärkten und der Umgang mit Fisch sind weitere Dinge, die Sie vermeiden sollten. Der Dampf beim Kochen von Fisch kann Fischprotein enthalten. Sie sollten daher Orte meiden, an denen Fisch zubereitet wird.

Die meisten Personen, die an einer Fischallergie leiden, leiden in mehr als der Hälfte der Fälle auch an einer Fischallergie. Normalerweise sollten Sie je nach Rat Ihres Allergologen jeglichen Fisch meiden. Wenn Sie andere Fische essen möchten, aber gegen eine bestimmte Art allergisch sind, besprechen Sie mit Ihrem Arzt die empfohlenen Allergietests.

Finfish ist im Klartext entweder in der Zutatenliste oder in einer separaten „Enthält"-Erklärung auf der Verpackung aufgeführt und gehört zu den acht Hauptallergenen, die laut Bundesgesetz auf verpackten Waren, die in den Vereinigten Staaten verkauft werden, angegeben werden müssen. Aus diesem Grund ist es einfach festzustellen, ob ein Lebensmittel Flossen Fisch enthält.

Fische gibt es in über 20.000 verschiedenen Arten. Auch wenn die Liste nicht erschöpfend ist, werden allergische Reaktionen häufig mit Folgendem in Verbindung gebracht:

Sardellen	Bass	Wels
Kabeljau	Flunder	Zackenbarsch
Schellfisch	Seehecht	Heilbutt
Arbeit Arbeit	Hering	Barsch
Pike	Pollock	Lachs
Schrod	Sohle, einzig, alleinig	Schnapper

Schwertfisch	Tilapia	Forelle
Thunfisch		

Vermeiden Sie auch diese Fischprodukte:

Ölfisch / Fischaroma	Fischgelatine, hergestellt aus der Haut und den Gräten von Fischen	Fischstäbchen (manche Leute machen den Fehler zu glauben, dass darin kein echter Fisch enthalten ist)

Zahlreiche unerwartete Fleischquellen

Barbecue Soße	Bouillabaisse	Caesar-Salat und Caesar-Dressing
Caponata, ein sizilianisches Auberginen Relish	Nachgeahmte oder künstliche Fische oder Schalentiere (z. B. Surimi, auch bekannt als „Seebeine" oder „Sehstäbchen")	Worcestersauce

Obwohl Fisch an unerwarteten Orten auftauchen kann, sind in diesen Lebensmitteln und Waren nicht immer Allergene enthalten. Noch einmal: Wenn Sie jemals Unklarheiten über die Inhaltsstoffe eines Artikels haben, lesen Sie die Lebensmitteletiketten und stellen Sie Fragen.

Sesamallergie

In den Vereinigten Staaten stehen Sesam Allergien sowohl bei Kindern als auch bei Erwachsenen an zehnter Stelle der Nahrungsmittelallergien. In den Deutschlandleiden 0,23 Prozent der Erwachsenen und Kinder an einer Sesamallergie. Von Backwaren bis hin zu Sushi sind die essbaren Samen der Sesampflanze in allen Küchen ein allgegenwärtiges Element. In den letzten 20 Jahren gab es mehrere Berichte, die auf einen erheblichen weltweiten Anstieg der Fälle dieser Allergie hinweisen.

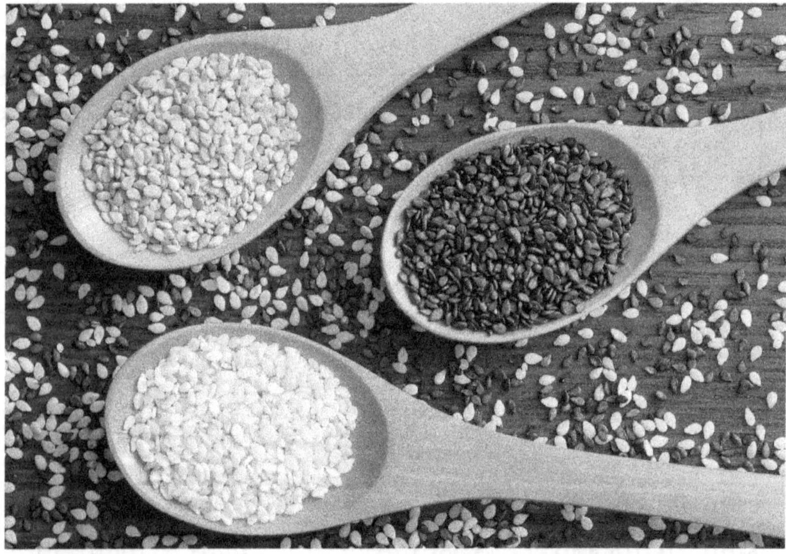

Bestimmte IgE-Antikörper, die vom Immunsystem einer Person mit einer Sesamallergie produziert werden, heften sich an Proteine im Sesam, wenn die Person Sesam ausgesetzt ist. Die Reaktion Symptome können aufgrund der Auslösung des Immunsystems der Person leicht bis schwerwiegend sein.

Seit dem 1. Januar 2023 muss Sesam in den Vereinigten Staaten als Hauptallergen auf verpackten Lebensmitteln aufgeführt werden und die Kennzeichnung muss in einfacher Sprache erfolgen. Bis neue Lagerbestände hinzugefügt werden, enthalten Produkte, die vor 2023 hergestellt wurden, möglicherweise noch nicht gekennzeichneten Sesam, der in den Regalen der Geschäfte verbleibt.

Neutralisierende allergische Reaktion auf Sesam

Jeder Mensch reagiert unterschiedlich empfindlich auf Sesam und die Reaktionen können unerwartet sein. Sesam Allerg Reaktionen können leichte Symptome wie Nesselsucht oder schwere Symptome wie Anaphylaxie verursachen.

Wenn Sie allergisch gegen Sesam sind, tragen Sie immer eine Epiduralnadel bei sich. Die primäre Behandlungslinie bei Anaphylaxie ist Adrenalin.

Verzichten Sie auf den Verzehr von Lebensmitteln, die Sesam enthalten könnten (unten sind einige davon)

Es ist wichtig, sich von Sesam fernzuhalten, um eine Reaktion zu verhindern. Für dieselben Stoffe können zahlreiche ungewöhnliche Namen verwendet werden.

Bevor Sie etwas verzehren, das Sie nicht selbst gekocht haben, prüfen Sie immer die Etiketten auf den Lebensmitteln und erkundigen Sie sich nach den Inhaltsstoffen.

Vermeiden Sie alles mit Sesam oder einer der folgenden Zutaten:

Sesammehl	Sesamöl	Sesampaste
Sesamsalz	Sesamsamen	Sesamol
Halwa	Grieß	Ja ja
Sesamsamen	Tahini, Tahina, Stock	Zu
Benne, Bennesamen, Bennissamen	Gingelly, Gingelly-Öl	Gomasio (Sesamsalz)

Forschungsergebnisse deuten darauf hin, dass die meisten Menschen mit bestimmten Nahrungsmittelallergien hochraffinierte Öle aus solchen Nahrungsmitteln problemlos konsumieren können (stark raffiniertes Erdnuss- und Soja sind zwei Beispiele). Wer auf Sesam allergisch reagiert, sollte auf Sesamöl verzichten, da es nicht hoch raffiniert ist.

Sesam in Gewürzen oder Aromen

In verpackten Lebensmitteln, die vor dem 1. Januar 2023 hergestellt wurden, kann Sesam ohne Angabe einer Deklaration in Bestandteilen wie Aromen oder

Gewürzmischungen enthalten sein. Erkundigen Sie sich telefonisch nach den Zutaten und Herstellungsverfahren des Herstellers, wenn Sie sich nicht sicher sind, ob ein Produkt Sesam enthalten könnte.

Aroma-Rezepte und Gewürzmischungen gelten als vertrauliches Wissen. Es kann sein, dass der Hersteller nicht in der Lage ist, die vollständige Liste der Inhaltsstoffe bereitzustellen. Fragen Sie, ob stattdessen gezielt Sesam als Zutat verwendet wird.

Lebensmittel, die Sesam enthalten können

Suppen	Sushi	Tempeh
Vegetarische Burger	Türkischer Kuchen	Falafel
Margarine	Hummus	Semmelbrösel
Pasteli (griechisches Dessert)	Verarbeitetes Fleisch und Wurst	Protein- und Energieriegel
Dressings, Soßen, Marinaden und Saucen	Goma-dofu (japanisches Dessert)	Kräuter und Kräutergetränke
Chips (wie Bagel-Chips, Pita-Chips und Tortilla-Chips)	Cracker (z. B. Melba-Toast und Sesamriegel)	Getreide (wie Müsli und Müsli)

Asiatische Küche (zum Kochen wird häufig Sesamöl verwendet)	Backwaren (wie Bagels, Brot, Grissini, Hamburger Brötchen und Brötchen)	Dip-Saucen (wie Baba Ganoush, Hummus und Tahini-Sauce)
Aromatisierter Reis, Nudeln, Risotto, Schaschliks, Eintöpfe und Pfannengerichte	Snacks (wie Brezeln, Süßigkeiten, Halva, japanische Nussmischung und Reiskuchen)	

Diese Lebensmittel und Waren enthalten nicht unbedingt Allergene, aber Sesam kann an unerwarteten Stellen auftauchen. Auch hier: Wenn Sie Fragen zu den Inhaltsstoffen eines Produkts haben, lesen Sie die Lebensmitteletiketten.

Zusammenfassend lässt sich sagen, dass die beste Behandlungs-, Kontroll- und Präventionsmethode zur Bekämpfung und Beendigung der Beschwerden, die uns diese allergischen Lebensmittel auferlegen, ist Abstinenz. Und denken Sie immer daran: „Ihre Gesundheit ist Ihr Reichtum", also halten Sie sich ernsthaft an die Abstinenzregeln der oben aufgeführten Lebensmittel, falls welche Ihre Allergieauslöser sind. Spielen Sie nicht mehr mit unserer Gesundheit.